JN448107

제3판

상아질지각과민증

누구나 알 수 있는 완벽한 치료 가이드

후지타니 모리오키 · 센다 아키라 편저

한 금 동 · 최 진 역

dh 대한나래출판사

DaehanNarae Publishing, Inc.

#1507 SK V1 Tower
Younmujang 5 gagil 25, Sungdong-gu,
Seoul 04782, Korea
TEL: +82-2-922-7080
FAX: +82-2-922-0841
E-mail: nrpub@naver.com
Website: www.dhpub.com

象牙質知覚過敏症 第3版 — 目からウロコのパーフェクト治療ガイド
冨士谷盛興・千田彰 編著
医歯薬出版株式会社(東京), 2017

Title of the original Japanese language edition:
Hypersensitive Dentin, 3rd edition
by Morioki Fujitani and Akira Senda
Copyright ⓒ 2017 Ishiyaku Publishers, Inc.
7-10, Honkomagome 1 Chome, Bunkyo-ku
Tokyo 113-8612, Japan

Korean translation copyright ⓒ 2019 by DaehanNarae Publishing, Inc.
Seoul, Korea

Printed in Korea

상아질지각과민증—누구나 알 수 있는 완벽한 치료 가이드

Hypersensitive Dentin

발행일 2019년 7월 5일
저자 후지타니 모리오키·센다 아키라
역자 한금동·최 진
발행인 최용원
편집디자인 장순임
표지디자인 장순임
교정·교열 최용원
발행처 **대한나래출판사** (등록 제2012-000051호/1994.6.10)
주소 서울시 성동구 연무장 5가길 25, SK V1 Tower 1507호 (성수동 2가 315-61)
전화 (02) 922-7080
팩스 (02) 922-0841
이메일 nrpub@naver.com
홈페이지 www.dhpub.com

Copyright ⓒ 2019 by DaehanNarae Publishing, Inc.

본서는 Ishiyaku Publishers, Inc.와의 계약에 의해 **대한나래출판사**에서 발행합니다.
본서의 내용 중 본사의 서면동의 없이 일부 또는 전부를 무단으로 복제하는 것은 법으로 금지되어 있습니다.

ISBN 978-89-5741-659-4

정가 50,000원

저자 약력

후지타니 모리오키 (Fujitani Morioki)

1956년 히로시마현 출생
1982년 도쿄의과치과대학 치학부 졸업
1986년 도쿄의과치과대학 대학원 수료
2014년 아이치학원대학 치학부 보존수복학강좌 특수진료과 교수, 현재에 이름

센다 아키라 (Senda Akira)

1948년 이시카와현 출생
1973년 아이치학원대학 치학부 졸업
1995년 아이치학원대학 치학부 보존수복학강좌 주임교수, 현재에 이름

저자 약력

편집

후지타니 모리오키(Fujitani Morioki): 아이치학원대학 치학부 보존수복학 강좌
센다 아키라(Senda Akira): 아이치학원대학 치학부 보존수복학 강좌

집필 (집필순)

후지타니 모리오키(Fujitani Morioki): 아이치학원대학 치학부 보존수복학 강좌
데라나카 도시오(Teranaka Toshio): 가나가와 치과대학
무카이 요시하루(Mukai Yoshiharu): 가나가와 치과대학 대학원 치학연구과 구강종합의료학 강좌 보존수복학 분야
다카미자와 도시키(Takamizawa Toshiki): 일본대학 치학부 보존학교실 수복학 강좌
미야자키 마사시(Miyazaki Masashi): 일본대학 치학부 보존학교실 수복학 강좌
센다 아키라(Senda Akira): 아이치학원대학 치학부 보존수복학 강좌
다가미 쥰지(Tagami Junji): 도쿄의과치과대학 대학원 의치학종합연구과 구강기능재구축학 강좌 우식제어학 분야
오모리 가오루(Ohmori Kaoru): 쓰루미대학 치학부 보존수복학 강좌
이케다 히데하루(Ikeda Hideharu): 도쿄의과치과대학 대학원 의치학종합연구과 구강기능재구축학 강좌 우식생물학 분야
시노키 다케시(Shinoki Takeshi): 사이타마현 시노키치과
호사카 게이치(Hosaka Keiichi): 도쿄의과치과대학 대학원 의치학종합연구과 구강기능재구축학 강좌 우식제어학 분야
나카시마 쇼지(Nakashima Shoji): 전 도쿄의과치과대학 대학원 의치학종합연구과 구강기능재구축학 강좌 우식제어학 분야
다카야마 신이치(Takayama Shinichi): 시가현 의료법인 우치회 다카야마치과의원
데라타 린타로(Terata Rintaro): 아키타현 히라카종합병원 치과
우노 시게루(Uno Shigeru): 도라노몬병원 치과
무라오카 고스케(Muraoka Kosuke): 규슈치과대학 구강기능학 강좌 Clinical Clerkship 개발학 분야
나카시마 게스케(Nakashima Keisuke): 규슈치과대학 구강기능학 강좌 치주학 분야
후쿠시마 마사요시(Fukushima Masayoshi): 니가타대학 대학원 의치학종합연구과 구강보건학 분야
아라키 히사오(Araki Hisao): 메이카이대학 치학부 병태진단치료학 강좌 종합임상치과학 분야
우치야마 시게루(Uchiyama Shigeru): 도쿄의과치과대학 치학부부속병원
혼다 유지(Honda Yuji): 후쿠시마현 혼다치과진료소
가토 쇼지(Kato Shoji): 도쿄도 다카나와치과
한 린린(Han Linlin): 니가타현 의료법인 덕진회 마츠무라치과 니가타진료소
오키지 다카시(Okiji Takashi): 도쿄의과치과대학 대학원 의치학종합연구과 구강기능재구축학 강좌 치수생물학 분야
요시야마 쇼지(Yoshiyama Shoji): 오카야마대학 대학원 의치약학종합연구과 치과보존수복학 분야
야마모토 히로시(Yamamoto Hiroshi): 도쿄도 야마모토치과의원
다카하시 히데토(Takahashi Hideto): 도쿄도 이노기치과의원
요시카와 가즈시(Yoshikawa Kazushi): 오사카치과대학 치과보존학 강좌
고시로 켄이치(Koshiro Kenichi): 홋카이도대학(비상근강사)
사이토 스에오(Saito Sueo): 도쿄도 사이토치과의원
히노우라 고(Hinoura Ko): 도쿄도 히노우라치과의원
스즈키 시로(Suzuki Shiro): 도쿄도 스즈키치과의원 앨라배마대학 치학부 보철수복학 강좌(객원교수)
Charles F. Cox: 전 앨라배마대학 버밍햄대학치학부 bio material 강좌

제3판 서문

초고령사회를 맞이해 구강 건강과 전신 건강의 관계가 분명해지는 가운데 구강위생에 대한 관심이 점점 깊어지고 있습니다. 이른바 8020을 달성한 사람은 2명 중 1명 이상이고(2016년 치과질환실태조사), 그에 동반하여 치아마모로 대표되는 '과로치아증후군'이 비약적으로 증가하고 있습니다. 그 중에서도 산성 음식물의 빈번한 섭취나 스트레스 사회 등 요즘의 추세에 따라 상아질지각과민증을 호소하는 환자는 증가하고 있습니다.

이렇듯 상아질지각과민증은 현대의 생활습관과 매우 밀접해서 단지 지각과민 억제제를 도포하는 것만의 처치로는 완치되지 않는(재발하는) 경우도 적지 않습니다. 따라서 약제의 효과를 최대한 살리도록 사용하는 것은 물론이거니와, 원인 제거나 재발 방지 등을 위한 전문가관리(professional care) 및 자가관리(home care)를 포함한 삼위일체의 치료가 필요합니다.

이러한 상황에서 "상아질지각과민증 제2판 — 누구나 알 수 있는 완벽한 치료 가이드"를 간행한 이래(2013년 6월) 여러 제조사에서 발매되는 신제품을 수록하고, 더불어 제2판에서는 부록으로 첨부했던 '지각과민 억제 치료, 이것만은 빠질 수 없는 5가지 조항!!'을 수정해 생활습관병으로 파악한 상아질지각과민증의 치료법으로서 새롭게 개재해 여기 제3판을 출판하기에 이르렀습니다. 이 책의 주요 개정 사항은 아래와 같습니다.

1. Renewal 한 1개 제품을 포함해 7가지 제품을 새롭게 추가해(발매 중지된 1개 제품은 제외했습니다) 현재 쉽게 구할 수 있는 지각과민 억제제를 거의 모두(전체 28 제품) 수록했습니다(제4장).
2. 생활습관병으로 파악한 지각과민증 억제 치료로서 지각과민 억제제의 도포 처치는 물론이거니와 원인 제거나 재발 방지를 위한 전문가관리 및 자가관리의 삼위일체가 되는 팀 의료에 대해 정리했습니다(제6장).
3. 전체의 내용을 재검토해 더욱 이해하기 쉽도록 수정을 더했습니다.

이 책이 치과의사 또는 치과위생사 여러분의 팀 의료에 내일부터 도움을 주고, 진료실에서 치료 가이드가 되기를 진심으로 기원합니다.

2017년 9월

편저자 후지타니 모리오키(Fujitani Morioki), **센다 아키라**(Senda Akira)

제2판 서문

치아를 포함한 건강수명의 연장이나 건강음료 붐 등으로 인한 산부식증(acid erosion)의 증가 또는 스트레스 사회 등 요즘의 추세에 동반하여, 치아마모라 불리는 생활습관과 밀접한 경조직 질환이 관심을 불러오고 있습니다. 그 중에서도 상아질지각과민증을 호소하는 환자가 급격히 증가해 그 대응에 대해 골머리를 썩이는 경우도 많고, 나아가서는 그 치료제도 여러 제조사에서 다양하게 공급되어 어떻게 구분하여 사용하면 좋을지 혼란을 겪고 있지는 않습니까?

그러한 고민에 답하기 위해 진료실에서 언제라도 쉽게 참조할 수 있는 치료 가이드북 "상아질 지각과민증—누구나 알 수 있는 완벽한 치료 가이드"를 2011년 9월에 간행했습니다. 당시 쉽게 구할 수 있는 대표적인 치료제의 종류를 16가지 정도 수록했는데, 그 후 여러 제조사에서 지각과민 억제제가 상당히 빠른 페이스로 잇달아 발매되어 현재 시장에 나돌고 있습니다.

이러한 상황에서 억제제를 구분하여 사용하는 것과 효과적인 사용 순서를 해설해달라는 요구가 높아져 이번에 개정판을 출판하기에 이르렀습니다. 이 책에서 개정한 사항은 아래와 같습니다.

1. 현재 쉽게 구할 수 있는 지각과민 억제제를 거의 모두 수록해(renewal 한 2개 제품을 포함해 10가지 제품을 새롭게 추가했습니다), 그 특징이나 작용 기전은 물론 그 재료의 효과를 최대한 살리기 위한 사용 시 주의사항을 1쪽에 1제품이 되도록 정리했습니다(제4장).
2. 수록한 전체 23가지 지각과민 억제제의 작용 기전이나 사용 순서를 한눈에 이해할 수 있고 진료실에서 간단하고 쉽게 사용할 수 있도록 좌·우 양면으로 표시했습니다(제4장 표지).
3. 지각과민 억제제를 사용할 때 '이해해 두면 좋은 3가지 치료 전략'을 대부분 고쳐 쓰고 소제목을 많이 두어 임상적으로 읽기 쉽도록 했습니다(제1장).
4. 전체의 내용을 재검토해 더욱 이해하기 쉽도록 수정을 더했습니다.

이 책이 치과의사 여러분의 임상에 내일부터 도움을 주고 진료실에서 치료가이드가 될 것으로 굳게 믿습니다.

2013년 5월

편저자 후지타니 모리오키(Fujitani Morioki), **센다 아키라**(Senda Akira)

제1판 서문

초고령사회가 다가오는 가운데 oral health promotion의 침투에 의한 구강위생 상태의 개선 혹은 치과재료나 치료기술의 발전 등으로 치아의 수명이 현저하게 늘었습니다. 이렇듯 자연치의 보존이 계속되는 한편, 치아마모(치아의 가령 현상)나 치근면 우식이 많아져 상아질지각과민증을 호소하는 환자가 급격히 증가하고 있습니다. 이는 교모나 마모 또는 치은퇴축으로 인한 상아질 노출 또는 요즈음 건강 붐으로 인한 산부식증이나 스트레스, 교합 등이 깊게 관여합니다.

상아질지각과민증에 대한 대처는 먼저 환자교육과 생활습관 개선이 제일이지만, 증상을 호소하는 환자에 대해 대증요법으로 처치해야만 하는 것도 현재의 상황입니다.

최근 지각과민 억제의 효능을 강조하는 여러 가지 재료가 시장에 흘러넘치고 있습니다. 그런데 실제 환자를 눈앞에 대했을 때 어떤 재료가 가장 효과적인지를 선택하는 실마리가 되는 정보가 적은 것도 현 실정이라고 생각합니다. 그러나 지각과민의 상당수는 각 재료의 작용 기전 등을 이해하고 적절하게 구분하여 사용하면 재빠르고 확실하게 증상을 개선할 수 있습니다. 그리고 그로 인해 환자가 불쾌한 증상에서 해방될 뿐만 아니라 신뢰를 획득하여 환자 수의 증가로도 이어진다고 생각합니다.

이 책에서는 최신의 기초적 및 임상적 지식을 기반으로 상아질지각과민증의 병태, 진단 및 치료법의 기본 전략을 해설하고 동시에 현재 임상에서 널리 이용되는 재료의 작용 기전이나 사용법 또는 그것들을 구사한 대응법 등에 대해 증상별로 정보를 제공합니다.

또한 제5장에서는 독자 여러분의 보다 깊은 이해를 위해 약 10년 전에 치계전망에 개재한 상아질지각과민증의 생리학, 병태학, 기전 등을 중심으로 정리한 총설논문을 다시 소개했습니다.

이 책이 반드시 치과의사 여러분의 임상에 내일부터 도움을 주고 진료실에서 치료가이드가 되기를 진심으로 기원합니다.

2011년 8월

편저자 후지타니 모리오키(Fujitani Morioki), **센다 아키라**(Senda Akira)

역자 약력

한 금 동

전남대학교 치과대학 졸업

(현) 일곡열린치과의원 원장

최　　진

전남대학교 치과대학 졸업

일본 심미치과협회 회원

Basic Dental Practice Group(BDPG) 정회원

(현) 서울미르치과의원 원장

역자 서문

최근 상아질지각과민증(시린이)을 호소하는 환자가 매우 증가했습니다. 선생님들도 매일의 임상 속에서 경험하실 것이라고 생각합니다. 상아질지각과민증은 성인의 57%가 경험하는 흔한 증상이며, 치주질환을 가진 경우는 60~98%에서 지각과민 증상을 보이고 있다는 통계가 있습니다. 특히 사회가 고령화되어가면서 나이가 들어도 생활치가 많이 남기 때문에 치은퇴축으로 인한 치근면 노출이나 교모 및 마모에 의한 상아질의 노출에 동반한 지각과민도 급격하게 증가했고, 여기에 빈번한 탄산음료 섭취도 지각과민증을 악화시키는 원인의 하나입니다.

상아질지각과민증 치아에 대한 치료에서는 무엇보다도 신중하고 단계적인 치료가 필요합니다. 시리고 고통스럽다는 이유로 성급하게 신경치료를 하거나 크라운 등의 비가역적인 치료를 해서는 자칫하면 소중한 치아를 잃을 수 있기 때문입니다. 원인 및 증상이 다양하기 때문에 상아질지각과민증의 원인이 무엇인지 파악하는 것이 중요합니다. 상아질지각과민증에 대한 대처는 먼저 환자 교육과 생활습관 개선이 제일이지만, 증상을 호소하는 환자에 대해 대증요법으로 처치해야만 하는 것도 현재의 상황입니다. 또한 치료 방향을 결정할 때는 치료 방법이나 약제들의 작용 원리를 이해하고 본래의 목적에 맞게 사용해야 치료의 효과를 기대할 수 있습니다.

이 책은 2011년 제1판이 발행된 이래 개정을 거쳐 2017년 제3판이 발행되었습니다. 제3판에서는 상아질지각과민증에 대한 치료 전략을 3가지로 나누어 이론을 뒷받침하면서 설명하고, 치아가 시린 경우를 각각의 상황으로 나누어 대응하는 방법과 레이저의 응용에 대해 설명합니다. 이 책의 가장 큰 특징이라고 할 수 있는 제4장에서는 2017년 현재 일본에서 쉽게 구할 수 있는 지각과민 억제제 28제품에 대해 설명합니다. 이 책의 설명을 바탕으로 각 재료의 작용 기전 등을 이해하고 적절하게 구분하여 사용하면 재빠르고 확실하게 증상을 개선할 수 있을 것입니다.

마지막 5장의 총설 논문은 본문에도 적혀있듯이 영어를 일본어로 번역한 것입니다. 그 내용을 다시 한국어로 번역했기 때문에 원문의 내용을 얼마나 충실하게 반영했을지 확신이 없습니다.

상아질지각과민증은 증상이 나타난 후에 그 증상을 완화시킨다는 사고방식에서 적극적으로 예방하는 방향으로 전환하는 시기가 되었다고 생각합니다. 이 책이 상아질지각과민증의 대처에 고민하는 임상가에게 도움이 되기를 바랍니다.

마지막으로 책의 출판에 이르기까지 고생하신 대한나래출판사 최용원 사장님께 깊은 감사의 말씀을 드립니다.

2019년 6월

역자 일동

목차

이 책은 '치계전망' Vol.116 No.4, 5(2010년 10, 11월 발행)의 특집 "상아질지각과민증 — 누구나 알 수 있는 완벽한 치료 가이드" 및 '치계전망' Vol.97 No.2(2001년 2월 발행) "상아질지각과민(1) — 생리학, 병태학, 기전과 치료법"을 기반으로 첨가 수정해 책으로 엮은 것입니다.

제3판

상아질지각과민증

누구나 알 수 있는 완벽한 치료 가이드

Contents

제 1 장 이해해 두면 좋은 3가지 치료 전략

상아질지각과민증—생활습관병으로 파악하자

최근 상아질지각과민증(지각과민)을 호소하는 환자가 매우 증가했다. 선생님들도 매일의 임상 속에서 실감하실 것이라고 생각한다. 초고령사회의 도래와 함께 '8020 운동'에 관련한 oral health promotion이 국민 속으로 침투하고 그에 동반하여 구강 위생 생태가 개선되었고, 또한 치료 기술의 진보나 시술에 이용하는 기자재의 개량 등과 어울려 치아의 수명이 비약적으로 늘어나 고령자가 되어도 생활치가 많이 남게 되는 것이 요인이라고 생각할 수 있다. 그렇기 때문에 치은퇴축으로 인한 치근면 노출이나 교모, 마모에 의한 상아질의 노출에 동반해 지각과민을 호소하는 환자가 급격하게 증가했다.

한편 요즈음의 건강 붐을 계기로 산성 음식물의 빈번한 섭취로 인한 산부식증이 원인인 지각과민이나 스트레스, 교합 등이 깊게 관여된 지각과민을 호소하는 환자도 나이를 불문하고 확실히 증가한 것처럼 느껴진다. 이렇듯 상아질지각과민증은 일종의 생활습관병으로 파악해야 하고, 따라서 그에 대한 대처는 대증적인 치료뿐만 아니라 환자교육이나 생활습관 개선 등도 함께 이루어져야 한다.

임상적으로 지각과민에는 여러 가지 증례가 있다!

지각과민 증상이 나타나는 증례는 천차만별이다. 앞에서 서술한 것과 같이 나이가 들면서 상아질의 노출이나 산부식증 등이 원인인 지각과민을 비롯해, 스트레스나 교합 혹은 산부식증이 기존의 지각과민 증상을 악화시키는 경우도 있다.

한편 최근 유행하는 이른바 생활치 미백(전문가 미백, 자가 미백) 처치를 할 때 혹은 처치 후에 증상이 나타나는 증례도 빈번하게 볼 수 있다. 또한 생활치의 지대치 형성(그림 1)이나 세라믹 인레이 와동 형성 후 혹은 그와 같은 수복물을 장착한 후에 지각과민 양상의 증상이 나타나는 경우도 있다. 이렇듯 임상적으로 지각과민에는 여러 가지 증례가 있다.

지각과민에서 통증의 종류와 정도에도 여러 가지 레벨이 있다!

환자가 호소하는 지각과민의 정도에는 여러 가지 레벨이 있어 일상의 임상에서 골머리를 썩이게 하는 것도 주지의 사실이다. 거기에는 "차가운 것이나 바람에 한 순간 시린 경우가 있지만 대부분 참을 수 있다(그림 2)"는 정도여서 치과의원을 거의 방문하지 않는 잠재적인 환자에 더해, "섬유질이 있는 음식

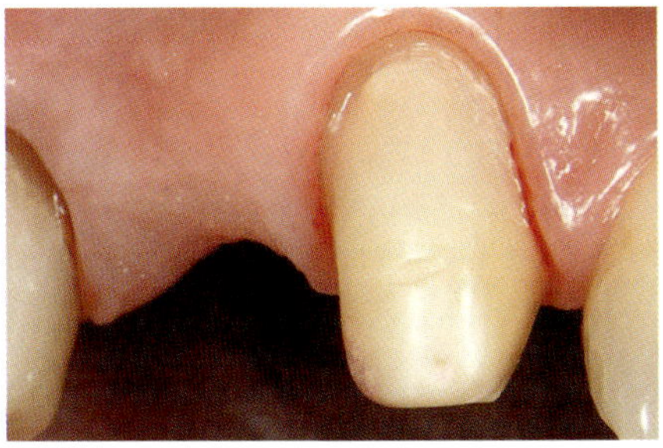

그림 1. 생활치의 지대치를 형성할 때의 치수 노출.

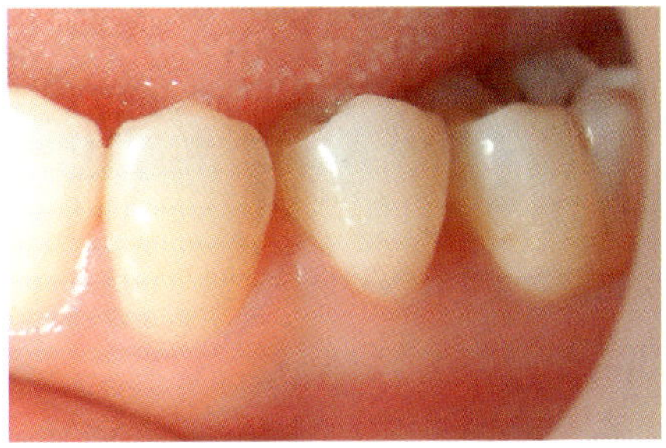

그림 2. 가벼운 지각과민을 보이는 증례. 이 레벨의 환자는 시린 것을 참고 치과의원에 방문하지 않는 경우가 대부분이다.

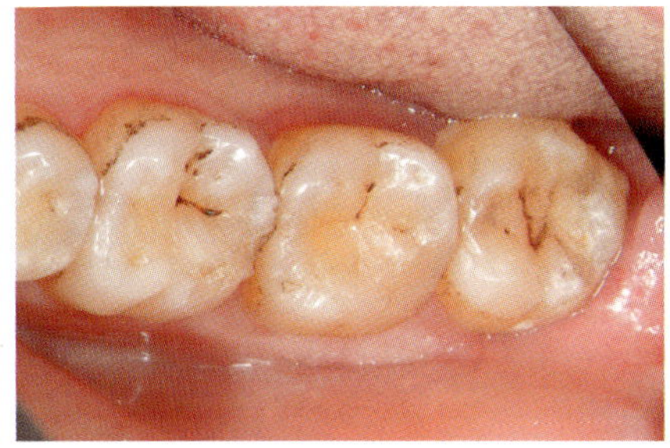

그림 3. 고령자에서 교합면의 지각과민. 교모와 마모로 인해 교합면의 상아질이 노출되었다.

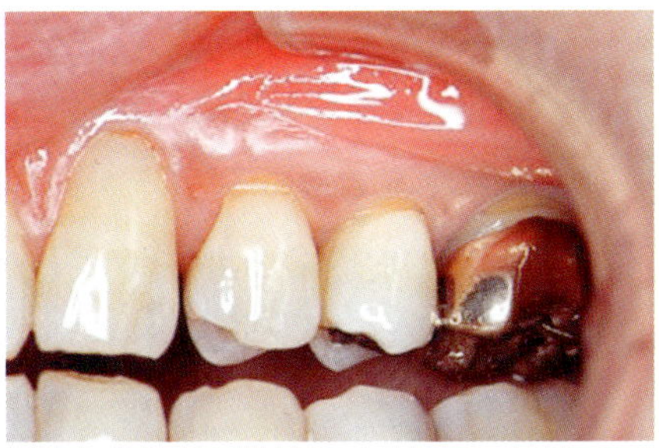

그림 4. 치경부 굴곡파절과 함께 증상이 나타난 지각과민.

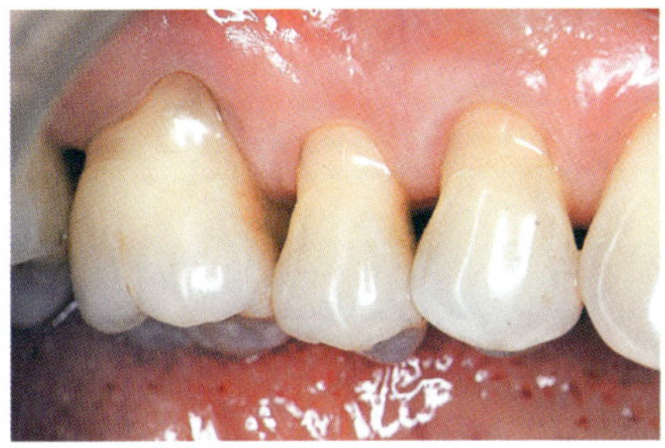

그림 5. 치경부 굴곡파절 및 가벼운 산부식증과 함께 증상이 나타난 지각과민~치수염. 통증이 야기되고 나서 사라지기까지 몇 분이 걸리는 증례로 이른바 치수충혈~급성치수염이라고 진단되었다.

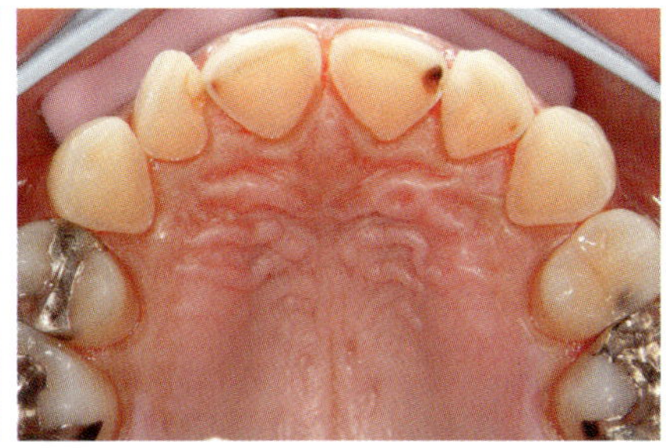

그림 6. 산부식증과 함께 증상이 나타난 지각과민~치수염. 위식도역류증(GERD)으로 인해 상악 전치~소구치의 구개측에 법랑질 및 상아질이 침식되고 상아질이 노출되었다.

을 어금니로 씹으면 갑자기 찌릿하기 때문에 폭탄을 안고 있는 것 같아 우울하다(그림 3)", "칫솔이 닿으면 찌릿한 경우가 있으므로 무서워서 칫솔질을 할 수 없다(그림 4)"와 같은 '일시적인 통증'을 호소하는 환자부터 "찬 것이나 뜨거운 것에 한 번 시리면 그 여운이 5~10분, 심한 경우는 20분 정도 걸리기 때문에 식사를 할 수 없다(그림 5, 6)"와 같이 '여운이 계속되어' 참을 수 없는 통증을 호소하는 환자까지 그 정도는 천차만별이다.

이렇듯 한 구강의 지각과민이라 해도 여러 가지 레벨이나 증례가 있으므로 각각을 올바르게 진단해 판별할 필요가 있다.

지각과민의 발생 기전

지각과민의 발생 기전은 제5장(86쪽)에서 상세하게 서술하는데, 현재 일반적으로 받아들여지는 이론이 '동수역학설'이다. 다시 말해서 개구된 상아세관의 세관 내 조직액이 여러 가지 자극에 의해 움직임으로써, 역치가 내려가 예민해진 상아세관 내의 신경종말이나 상아아세포가 흥분해 통증이 나타난다.

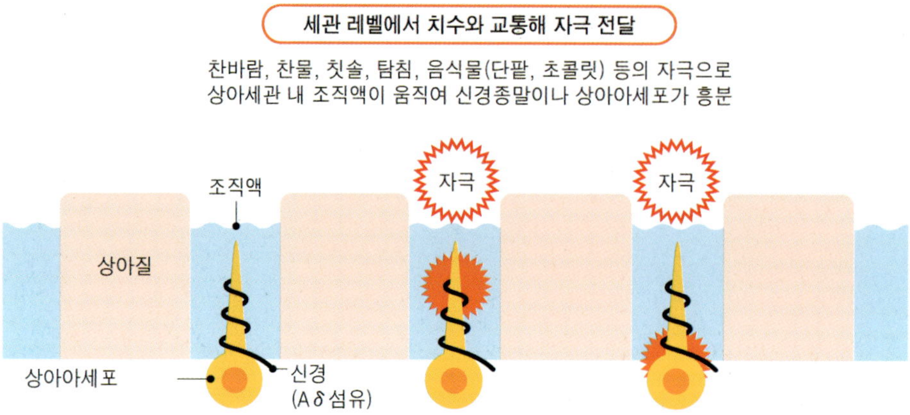

그림 7. 지각과민의 발생 기전.

조금 거친 표현일지도 모르지만 상아세관이 개구되어 세관 레벨에서 치수와 외부가 교통하여(세관 레벨의 치수 노출) 찬바람이나 찬물, 칫솔, 초콜릿이나 섬유질 음식물 등으로 인한 자극이 세관 내 조직액을 매개로 (움직임으로써) 전달되어 통증이 생긴다(그림 7).

또한 지각과민의 발생 기전에 관해서는 칼럼 1 '상아질지각과민증은 왜 생기는가?(10쪽)'에도 기재되어 있으므로 참조하기 바란다.

지각과민? 아니면 치수염? ―'진단'이 중요!

진단 없이는 어떤 치료도 있을 수 없는 것이므로, 지각과민의 치료도 예외는 아니다. 따라서 올바른 진단을 위해서는 앞에서 서술한 지각과민의 발생 기전에 더해, 진단 기준에 대해서도 상세하게 이해해 둘 필요가 있다[칼럼 2 '치아가 시린 것은 모두 상아질지각과민증인가?(22쪽)' 참조].

앞에서 서술한 것과 같이 환자가 호소하는 통증의 정도나 종류에는 '일시적인 가벼운 통증'에서 '여운이 계속되는 심한 통증'까지 여러 가지 레벨이 있다.

2가지를 판단하는 포인트는 통증의 길이(지속시간)이다. 지각과민의 통증은 '일시적'이지 여운이 계속되는 경우는 없다. 교과서에 따르면 일시적인 통증이란 일단 '30초 이내'에 사라지는 것을 말한다(유감스럽게도 과학적 근거는 없다). 그러나 실제 임상에서 참을 수 있는 한계는 기껏해야 몇 초에서 10초 정도일 것이다. 레진을 중합시킬 때의 광조사에서 단지 가만히 조사하는 시간을 상상하면 30초가 얼마나 긴 시간인지 쉽게 이해할 수 있다.

한편 성가신 것은 30초 이상 경과해도 통증이 사라지지 않는 경우인데, 이와 같은 증상을 보이는 경우는 치수의 병변이고 그 정도에 따라 치수충혈에서 급성치수염이라고 진단된다. 그런데 실제로는 치수염이라 해도 '중도(severe)의 지각과민'으로 대응해야만 하는 것이 현실이어서 골치가 아픈 부분이다.

이 책은 구강 내에 노출된 상아질에서 일시적인 통증을 보이는 상아질지각과민증에 대한 치료 전략을 전개하는 것이므로, 치수충혈이나 급성치수염의 치료법에 대해서는 교과서를 참조하기 바란다. 다만 발수하고 싶을 정도로 고민하는 지각과민(원래라면 급성치수염)의 대처법에 대해서는 생활치 형성 후나 미백 처치 후의 불쾌 증상 발현과 함께 나중에 서술한다(20쪽).

지각과민 억제제를 사용하기 전에 '반드시' 해야 할 것!

1) 원인 제거

'지각과민이 있으니까 억제제를 사용한다, 효과가 없으므로 다른 억제제를 사용한다.'는 발상이 치료의 바탕에 있다는 인상을 어딘지 모르게 떨칠 수 없는 것은 필자뿐일까? 이것은 '충치가 있으니까 혹은 거기에 구멍이 생겼으니까 깎고 메운다.'는 발상과 완전히 같은 것이다. 다시 말해서 '깎고 메우면 그만'이라는 생각은 '냄새가 나니까 뚜껑을 덮는다.'와 같은 것이다. 원인을 제거하지 않으면 2차우식이나 새로운 우식의 발생이라는 사태는 피할 수 없다.

지각과민의 경우도 완전히 똑같다. 어떠한 억제제를 사용한다고 해도 지각과민에 이르는 원인(치태의 정체, 부정교합을 유발하는 습관, 산성 음료 등의 습관성 섭취, 미백 처치, 수복 처치 등)을 되도록 정밀하게 조사해 그 원인을 제거하거나 개선하지 않으면 낫기는커녕 나았다고 해도 재발은 불가피하고 혹은 오히려 증상이 악화되는 최악의 사태가 될 위험성도 있다. 원인 제거만으로 지각과민 증상이 좋아지는 증례도 드물지 않다(제6장 참조).

2) 지각과민 부위의 청정화와 수분 조절

모든 지각과민 억제제는 사용 전에 지각과민 부위의 청정화와 수분(타액이나 삼출액)의 충분한 조절이 필요하다. 특히 타액이나 삼출액에 포함된 단백 성분은 억제제의 효과를 낮추고 경우에 따라서는 효과가 없는 경우도 있으므로 주의가 필요하다.

지각과민 부위의 수세나 건조는 때때로 통증을 동반하는 경우도 있으므로 치태나 타액, 삼출액 등은 '따뜻하게 적신' cotton pallet으로 제거하고 여분의 수분은 마른 cotton pallet으로 닦아내면 좋다(제6장 참조).

'피복', '감각둔화', '응고' — 이해해 두면 좋은 3가지 치료 전략!

지각과민 발생의 기전은 앞에서 서술한 것과 같이, 자극의 입구인 상아세관에서 전달된 각종 자극이 단백질인 상아세관 내 조직액을 움직이게 함으로써 치수의 감각수용기(치수신경이나 상아아세포 등)가 흥분해 통증이 발생되는 것이다. 그러므로 지각과민의 치료 전략을 세울 때의 포인트는 '상아세관 입구가

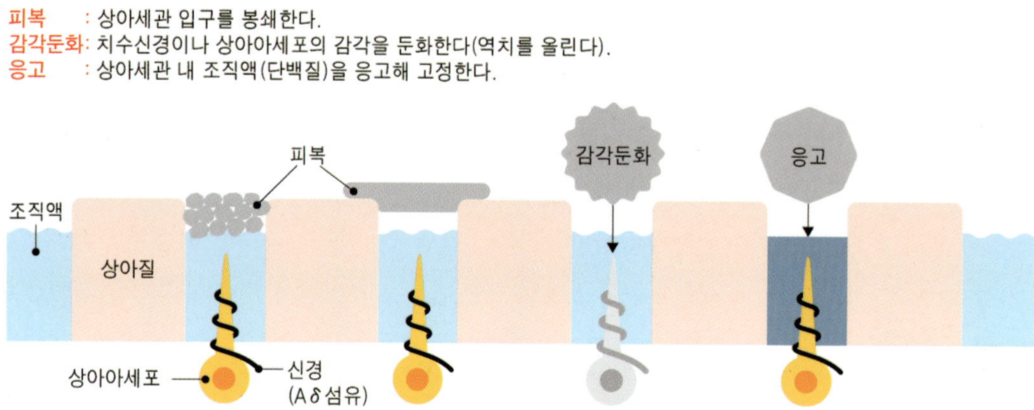

그림 8. 지각과민에 대한 3가지 치료 전략. 지각과민 억제제는 '피복', '감각둔화', '응고' 중 하나의 작용 기전을 갖는다.

열려 있다.', '감각의 역치가 떨어져 있다(감각이 항진되어 있다).' 및 '단백질인 세관 내 조직액이 자극으로 인해 움직인다.'의 3가지이다.

따라서 지각과민의 치료법도 크게 분류하면 3가지가 있고 이에 대해 각각 접근하는 대책을 강구하면 좋다. 다시 말해서 '상아세관 입구를 봉쇄한다.', '역치를 올린다(감각을 둔화한다).' 및 '단백질을 응고시켜 세관 내 조직액이 움직이지 않도록 한다.'의 3가지 치료 전략이다.

구체적으로는 약제 등에 의해 추출된 결정물 혹은 레진 계열 재료나 글래스아이오노머 시멘트 계열 재료 등으로 상아세관 입구를 봉쇄해 '피복'하는 방법, 약제나 조직 투과형 레이저(Nd:YAG 레이저, 반도체 레이저 등)의 LLLT(Low Level Laser Therapy) 효과(낮은 레벨 레이저 치료) 등으로 치수신경이나 상아아세포의 '감각둔화'를 유도하는 방법, 그리고 단백질 응고제나 조직 표면 흡수형 레이저(Er:YAG 레이저 등) 등으로 세관 내 조직액을 '응고'해 고정하는 방법이다(그림 8).

각종 억제제의 장점과 단점을 이해한다! ― 치료 전략의 일장일단

현재 상아질지각과민 억제제로 시판되는 제품은 '피복'의 전략을 선택해 사용한 제품이 대부분이고 다음이 '감각둔화'이다(28, 29쪽).

1) '피복'을 선택해 사용한 제품

이 범주에 속하는 제품은 크게 2가지로 분류된다. 다시 말해서 상아세관 입구에서 '결정물'을 추출해 봉쇄하는 제품과 세관 입구를 레진 계열 혹은 글래스아이오노머 시멘트 계열 재료로 봉쇄하는 제품이다.

세관 입구를 '결정물'로 봉쇄하는 제품은 단지 도포하는 것만으로도 좋은 경우가 대부분이므로 사용이 비교적 쉽다. 이들 제품은 도포한 억제제에 함유된 약산으로 세관 입구 주위의 치질을 일단 탈회하고,

용해된 칼슘에서 불용성의 결정물을 추출해 세관 입구에 재침착시켜 봉쇄를 도모한다. 한편 나노 사이즈의 인산칼슘염을 세관 입구에 문질러 발라 봉쇄를 도모하는 제품도 있는데, 이 제품은 효과를 얻기 위해 시간이 필요하다(30~60초). 모든 제품은 치태가 부착하거나 산성의 음식물을 빈번하게 섭취하면 모처럼 피복된 결정물이 용해되어 버리므로 주의가 필요하다.

레진 계열이나 글래스아이오노머 시멘트 계열 재료는 적절하게 '피복'되면 불쾌 증상을 빠르고 확실하게 제거할 수 있다. 그러나 지각과민 부위의 청정화나 건조는 때때로 불쾌 증상을 유발해 정확하게 시행할 수 없는 경우가 많으므로, 이들 재료의 양호한 접착에 의한 틈이 없는 밀착성으로 확실한 '피복'을 얻는 것이 때로는 어렵다는 사실도 명심할 필요가 있다.

2) '감각둔화'를 선택해 사용한 제품

질산칼륨(KNO_3)을 주요 유효 성분으로 한 제품이 이 범주에 속하고, 칼륨이온(K^+)이 감각둔화(역치 상승)에 관여한다. '피복'이나 '응고' 작용보다 즉시 효과는 없고 약제가 지각과민 부위와 오랜 시간 접촉할 필요가 있다(제품에 따라 다르다). 약제를 함께 사용하는 칫솔질 정도로는 효과가 불충분한 경우가 많아 증상에 따라서는 지각과민 부위에 도포하거나 문질러 바르는 등의 대책도 필요하다. 그러나 예방을 포함해 자가관리용으로 평소에 사용하기에는 매우 효과적인 억제제이다.

조직 투과형 레이저(Nd:YAG 레이저나 반도체 레이저 등)를 이용한 지각과민에 대한 대처도 LLLT 효과에 의한 감각수용기의 감각둔화를 이용한 것이다. 레이저 조사 자체는 매우 쉬우나 조사 조건을 잘못 설정하면 치수조직이나 치주조직에 중대한 손상을 줄 위험성이 있으므로 세심한 주의가 필요하다. '제3장, 상아질지각과민증 치료에 사용하는 레이저(24쪽)'를 숙독해 안전성에 충분히 유의해 대처하기 바란다.

또한 '감각둔화'의 작용 기전을 선택해 사용한 제품으로 일찍이 저농도의 파라포름알데히드를 주성분으로 하는 재료가 있었는데, 현재는 제조가 중지되었다(고농도 파라포름알데히드 함유 제재도 일찍이 간접발수재로 시판되었는데 이 제재도 제조가 중지되었다).

3) '응고'를 선택해 사용한 제품

이 범주에 속하는 제품의 주성분은 조직고정제인 글루타르알데히드와 친수성 모노머인 하이드록시에틸 메타크릴레이트(HEMA)이다. 참고로 레진 접착 시스템의 프라이머(primer)가 치은에 부착되면 치은의 백색화를 종종 볼 수 있는데, 이는 HEMA 등 친수성 모노머의 단백질 응고작용에 의한 것이다. 사용에 있어서는 단지 도포하는 것만으로 충분하고 즉시 효과가 있지만, 중등도~중도의 지각과민이나 치수염을 보이는 경우에 이용하면 조직액이 응고할 때의 수축 등이 자극이 되어(자극이 된다고 생각된다) 오히려 증상이 악화되는 경우도 있으므로 주의가 필요하다.

또한 조직 표면 흡수형 레이저인 Er:YAG 레이저나 CO_2 레이저는 특히 물에 대한 흡수 효율이 높기 때문에, 레이저의 에너지에 의해 단백질인 세관 내 조직액이 '응고'해 효과를 발휘한다. 따라서 적절히 사용하면 치수조직에 대한 악영향은 최소한으로 억제할 수 있지만 조사 조건을 잘못 설정하면 치질을 증산시켜(깎아) 버릴 위험성도 있으므로 주의가 필요하다(24쪽).

'감각둔화' → '응고' → '피복' — 억제제에는 사용하는 순서가 있다!

정확한 진단을 내리고 원인을 제거하는 대책 및 지각과민 부위의 청정화와 수분 조절을 확실히 시행한 후에(5쪽, 제6장), 정확한 지각과민 억제제나 레이저를 적절히 이용하면 대부분의 증상은 나을 것이다. 하지만 실제의 임상에서는 처치를 시행해도 불쾌 증상이 한 번으로는 낫지 않는 경우가 종종 있다.

이러한 경우 동일한 억제제를 반복해서 사용하거나 다른 재료를 사용해 다시 처치를 시도할 것이라고 생각하는데, 그래도 좀처럼 증상이 사라지지 않는 증례와 가끔 만난다.

앞에서 서술한 것과 같이 모든 지각과민 억제제는 '피복', '감각둔화', '응고'의 3가지 치료 전략에 따르는 것이다. 그런데 사용하는 순서에 따라서는 효과가 나지 않는 이른바 '약효가 없는' 상황에 빠져버리므로 주의가 필요하다.

예를 들어 '피복'을 하고 나서는 '응고'제나 '감각둔화'제를 도포해도, 어중간하게 만들어진 '피복'이 방해가 되어 '응고'나 '감각둔화' 작용이 방해를 받고 만다. 동일한 '피복'에서도 레진 계열이나 글래스아이오노머 계열 재료로 피막을 형성한 후에는 결정물의 추출에 의한 '피복'이 불가능하다. 거듭 이야기하면 동일한 '피복'에서도 인산칼슘의 결정을 문질러 바른 후에 약산에 의한 탈회를 이용한 억제제를 사용하면 문질러 바른 결정이 녹아내려버려 완전히 무의미한 치료가 되고 마는 경우도 있다. 혹은 세관 내 조직액을 '응고'한 후에 '감각둔화'제를 이용해도 '감각둔화'제의 작용은 '응고'된 조직액에서 차단되어 치수신경이나 상아아세포에 닿지 않는다. 또한 결정물과 고분자 막에 의한 '피복'을 동시에 만드는 제품도 있어서 '감각둔화'나 '응고'에 의한 치료 효과를 기대할 수 없는 경우도 있으므로 주의가 필요하다.

이렇듯 지각과민의 처치는 증상이 한번으로 낫지 않는 경우도 상정해 다음의 한 수를 사용할 수 있도록 사용하는 순서를 잘못하지 않도록 해야 한다. 다시 말해서 '감각둔화' 후 '응고'시키고 결정물의 '피복'에 의한 처치를 한 후 그래도 효과가 없으면 마지막으로 레진 계열 재료나 글래스아이오노머 시멘트 계열 재료로 다시 '피복'한다는 처치의 순서를 명심하고, 약효가 없다고 해서 역행하는 순서로 억제제를 사용하지 않도록 주의한다(그림 9).

그래서 지각과민, 그래도 지각과민

최근 지각과민 억제의 효과를 강조하는 여러 가지 재료가 시장에 흘러넘치고 있다. 그런데 실제 환자

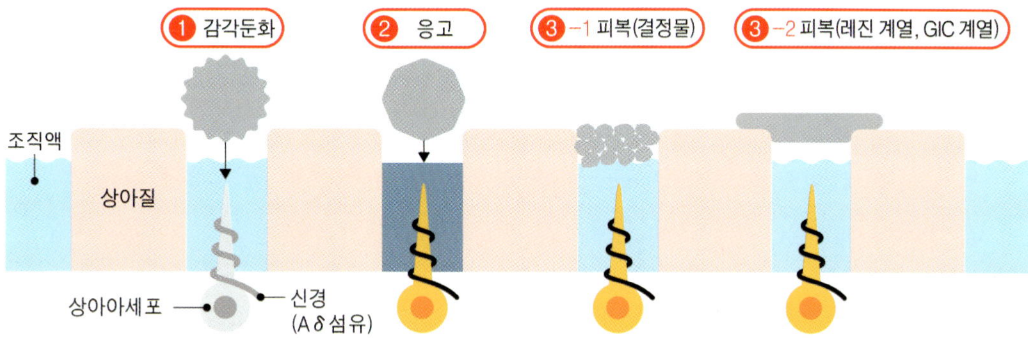

그림 9. 지각과민 억제제에는 사용하는 순서가 있다. 사용하는 순서를 잘못하며 이른바 '약효가 없는' 사태에 빠지므로 주의. '감각둔화' → '응고' → '피복(결정물)' → '피복(레진 계열 재료, 글래스아이오노머 시멘트 계열 재료)'의 순서로 이용한다. 다음의 한 수를 막지 않도록 주의.

를 눈앞에 대했을 때, 진단은 정확히 내렸어도 어떤 억제제가 가장 효과적인지를 선택하는 실마리가 되는 정보가 적은 것도 현실일 것이다.

제4장에 소개하는 여러 제조사의 지각과민 억제제는 모두 이들 치료 전략 중 어느 하나를 선택해 사용한다(여러 가지를 사용하는 것도 있다). 따라서 지각과민 처치에 있어서는 발생 기전과 진단 기준을 충분히 이해하고, 나아가서는 각종 억제제의 작용기전을 제대로 파악하면서 적절한 사용 순서로 올바르게 구분해 사용하는 것이 매우 중요하다.

각종 지각과민 억제제를 정확히 사용할 수 있으면 불쾌 증상을 빠르고 확실하게 제거할 수 있어 환자로부터 신뢰를 얻을 수 있을 것이다. 이 처치는 특히 통증과 연관되므로 획득한 신뢰가 새로운 환자의 내원으로 이어질지도 모른다. 그래서 지각과민, 그래도 지각과민인 것이다.

후지타니 모리오키(Fujitani Morioki)

Column 1

상아질지각과민증은 왜 생기는가?

지각과민의 원인

상아질지각과민증이란 찬물이나 칫솔질을 할 때의 자극으로 치경부나 치근면의 지각이 항진돼 증상이 나타나는 일시적인 통증을 동반하는 질환을 이야기한다. 상아질은 보통 법랑질이나 시멘트질로 덮여 있는데, 시멘트질은 법랑질에 비해 석회화가 낮아 무르기 때문에 각종 산에 의한 탈회나 부적절한 치아 청결로 쉽게 소실되어 상아질이 노출된다. 또한 이갈이에 의해 치경부 법랑질에 손상이나 탈락이 생겨 노출되는 경우도 있다.

지각과민의 주요 원인은 ① 불량한 치태 조절(예: 세균이 생산하는 산), ② 산의 과잉 섭취, 빈번한 구토(예: 소다수, 주스, 화이트 와인, 술, 과식증), ③ 치경부의 실질 결손(예: 굴곡파절), ④ 칫솔 마모(예: 거친 치약), ⑤ 치석 부착 억제 치약의 사용(예: 피로인산 나트륨), ⑥ 기타(예: 수영장 안의 염소) 등이 있다. 이들 가운데 ②의 '산'이 원인이라고 생각되는 지각과민은 최근 증가하고 있으므로 치과의사는 주의를 환기할 필요가 있다. 또한 ⑥에 거론한 '수영장 안의 염소'는, 빈번한 수영이 지각과민 원인의 하나라고 유럽과 미국에서 보고되어 흥미가 깊다.

지각과민 증상의 발현 기전

상아세관의 두께와 밀도는 치수 근방에서 2.5μm, 45,000개/mm^2, 중앙에서 1.2μm, 29,500개/mm^2, 법랑상아경계에서 0.9μm, 20,000개/mm^{2}이고 치수에 가까이 갈수록 두꺼워지고 밀도가 증가한다. 정상 상아세관에서 치액(상아세관 내액)은 치수에서 바깥쪽으로 1.4μm/초의 완만한 속도로 흐른다. 보통 상아질이 구강에 노출되면 상아세관은 석회화 물질로 봉쇄되어 지각과민 증상은 나타나지 않는다. 실제로 상아질 표면을 전자현미경으로 관찰하면 지각과민이 있는 부위에서는 약 75%의 상아세관이 개구되어 있는 한편, 지각과민을 보이지 않는 부위에서는 약 24%의 상아세관이 개구되어 있다고 보고되었다. 다시 말해서 상아세관이 막혀있으면 지각과민은 일어나기 어렵다는 말이다. 개구된 상아세관에 한랭, 건조, 증발, 고장액 등의 자극이 가해지면 치액은 바깥쪽으로 흐름을 변화시키고, 온열 자극은 반대로 치수 방향으로 흐름을 급격히 변화시켜 치수 내의 상해(압력) 수용기를 흥분시킴으로써 통증을 유발한다.

치수의 신경섬유에는 종말을 상아질 치수 근방에 두는 Aδ섬유와 치수 심부에 두는 C섬유가 존재하는데, 상아질지각과민증의 '예리한' 통증은 Aδ섬유가 관장한다고 생각된다. 이러한 치액의 움직임 때문에 통증이 생긴다는 이론을 동수역학설이라 한다(그림 1). 상아세관을 흐르는 액체에는 Hagen-Poiseuille 법칙을 적용할 수 있고, 관을 일정 시간에 흐르는 유량은 관 양끝의 압력 차이 및 관 반경의 4제곱에 비례하고 관의 길이에 반비례한다. 이 법칙에 따르면 조금이라도 개구부의 직경을 줄이면 유량을 큰 폭으로 줄일 수 있어, 동수역학설의 이론을 참작하면 지각과민은 경감한다는 논리가 된다.

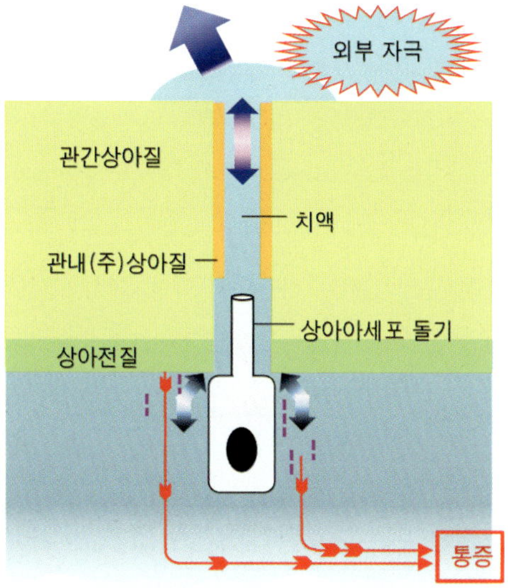

그림 1. 동수역학설(액체동역학설). Hydrodynamic Theory (Brännström M, 1963). 개구된 상아세관에 가해지는 외래 자극으로 치액의 흐름이 급격히 변화돼, 상아세관의 치수 쪽 끝에 압력 변화가 생긴다. 이 압력 변화에 의해 치수나 상아전질에 분포하는 상해(압력)수용기를 흥분시켜 통증이 발생한다.

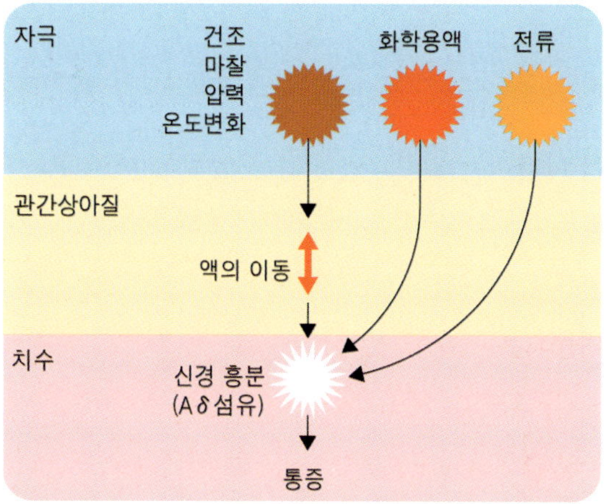

그림 2. 다원설. 전류나 화학물질에 의한 통증은 치액의 움직임을 거의 동반하지 않고 직접 통각수용기를 흥분시킬 가능성도 생각할 수 있다. 따라서 상아질지각과민의 통증은 동수역학설을 중심으로 하면서도 원인은 하나가 아니라 다원이라고 생각하는 개념.

동수역학설만으로 설명할 수 있는가?

하지만 상아질의 자극으로 생기는 모든 통증을 동수역학설에 기반을 두어도 좋다고는 할 수 없다. 예를 들어 전류나 화학물질은 치액의 움직임을 거의 혹은 전혀 동반하지 않을 가능성도 있고, 직접 통각수용기를 흥분시킬 가능성도 생각할 수 있다. 따라서 지각과민의 통증은 동수역학설을 중심으로 하면서도 '다원설'로서 제창되어야 한다고 이야기되고 있고, 이러한 사실로부터 지각과민 치료법의 어려움을 상상할 수 있다(그림 2).

데라나카 도시오(Teranaka Toshio), 무카이 요시하루(Mukai Yoshiharu)

1) Ten Cate, AR.: Oral Histology. 5th Ed. 1998.
2) Jacobsen, PL. et al.: Clinical dentin hypersensitivity: understanding the causes and prescribing a treatment. *J Contemp Dent Pract,* 2(1): 1-12, 2001.
3) Davari, AR. et al.: Dentin Hypersensitivity: Etiology, Diagnosis and Treatment; A Literature Review. *J Dent,* 14(3): 136-145, 2013.
4) Taha, S. et al. Eds: Clinician's Guide to the Diagnosis and Management of Tooth Sensitivity. 2014.

제 2 장 치아가 시리다— 이럴 때는 어떻게 하면 좋은가?

1. 맞물리는 부분이 시리다

치아마모와 지각과민

우식 혹은 외상을 원인으로 하지 않는 상아질 노출은 치아마모(치아의 손상)가 원인인 것이 많다. 치아마모는 교모 등의 기계적 요인 혹은 화학적 요인에 의해 진행한다고 생각된다. 따라서 원인이 되는 요인은 복잡하고 원인을 특정하는 것은 상당히 어렵다고 알려져 있다. 지각과민 또한 치아마모 증상의 하나라고 파악하는 경우도 있어, 교합력의 부하와 함께 치아마모가 동시에 작용하면 상아세관의 개구가 생기고 증상의 발현에 이른다고 생각할 수 있다. 따라서 이갈이의 유무뿐만 아니라 음식물에서 유래하거나 위식도역류증 등 구강 내가 일시적으로 산성 환경이 되는 경우 등도 고려할 필요가 있다. 특히 라이프스타일의 영향으로 현대의 식생활이 변하고, 이로 인해 우리 주변에는 치아마모의 원인이 될 수 있는 pH 3~4의 산성 음식물이 비교적 많다. Grinding 등의 이갈이를 가진 경우는 보통 상아세관이 봉쇄되어 지각의 항진은 약화된다. 그러나 음식물 유래의 산에 의해 구강 내가 비교적 오랜 기간에 걸쳐 산성도가 낮은 환경이 되면 세관의 노출에 동반하는 지각과민이 유발될 가능성도 높아진다.

교합과 연관된 부위에 대한 대응

전치부 절단 혹은 구치부 교합면에 국소적으로 존재하는 지각과민의 처치는 대체로 어려움을 동반한다(그림 1, 2). 특히 교합 접촉 상태를 감안할 필요성이 있는 부위이므로 대처법은 한정될 수밖에 없다. 다시 말해서 치아마모가 있고 대합치와 교합 접촉을 하는 경우는 사용하는 지각과민 억제제의 피막 두께와 함께 마모성을 고려할 필요가 있기 때문에 대처법이 복잡해지기 쉽다.

피막을 형성하는 형식의 지각과민 억제제는 비교적 이른 시기에 증상 완화 효과를 얻을 수 있지만, 교합 접촉부에서는 피막에 의한 두께의 영향이 있기 때문에 선택지로서는 바람직하지 않다. 교합 접촉 상태에 영향을 미치지 않고 노출된 상아질을 확실히 봉쇄할 수 있는 지각과민 억제제의 사용이 필요하고, 이러한 관점에서 세관 봉쇄효과를 유도하는 화학물질을 함유한 제품이 선택된다.

현재 시판되는 지각과민 억제제는 물리적 혹은 화학적으로 반응생성물을 추출해 노출된 상아질을 봉쇄하는 것을 목적으로 한다. 물리적인 상아세관의 봉쇄를 목적으로 본딩제를 개량한 형식의 제품은 확실히 세관 내 레진 태그를 형성하여 지각과민증을 억제할 것으로 기대된다. 그리고 기능성 모노머의 존

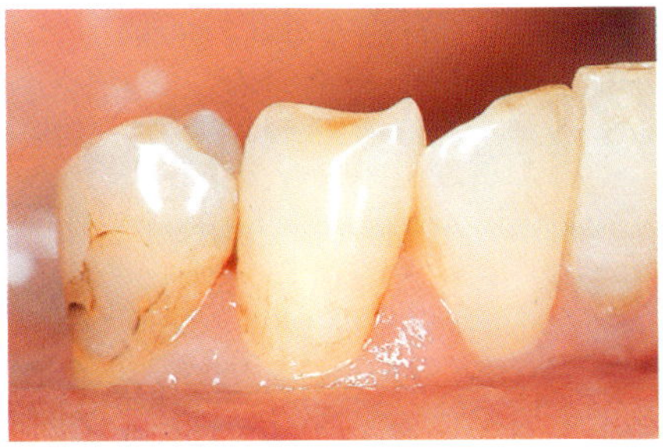

그림 1. 교합면의 상아질이 노출되어 crater 모양으로 움푹 패여 있다. 이와 같은 증례는 flowable 레진 등의 충전으로 지각과민을 억제한다.

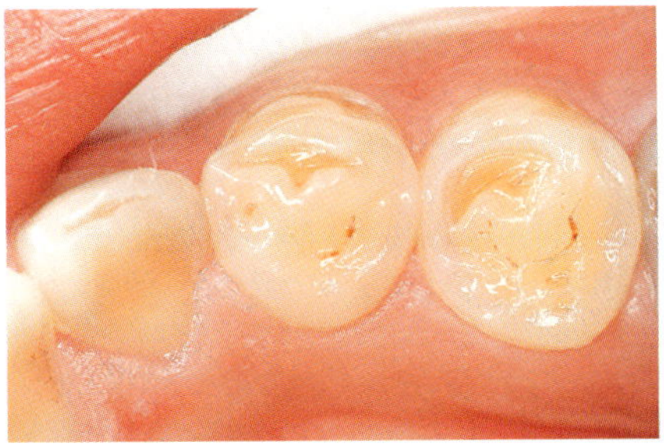

그림 2. 교합 접촉의 요점이 되는 치아의 지각과민에서는 액상의 지각과민 억제제의 도포나 레이저 조사 등이 선택된다.

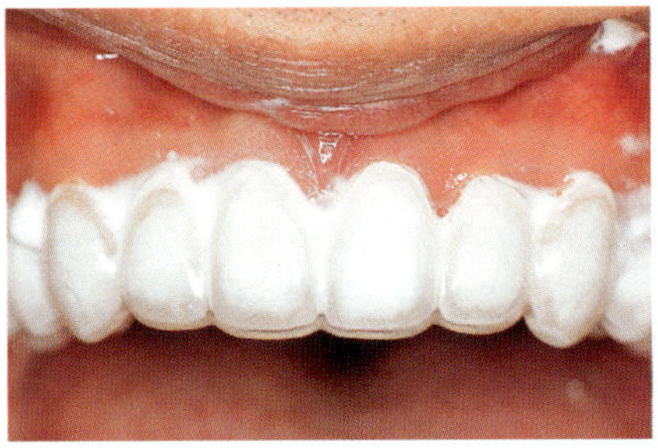

그림 3. 맞춤 트레이를 사용해 CPP-ACP를 함유한 MI 페이스트(GC)를 구강 내에 적용한다. 지각과민이 생기기 전에 시행하는 예방적 치질강화법이다.

재로 세관 내에 충분히 침투하고 동시에 치질과 화학적인 결합을 형성한다. 물론 그 효과의 신속성은 떨어지지만 교합이 관여하는 증례에서는, 질산칼륨이나 글루타랄 등을 함유한 제재를 도포하여 지각과민을 억제하는 방법도 효과적이다.

치아마모를 동반한 지각과민의 적극적 예방

구강위생 지도가 충실해진 것을 계기로 고령자의 구강 내에도 많은 치아가 존재하게 되었다. 반대로 이 사실은 잔존치가 치아마모에 노출되었다는 것을 의미하고, 지각과민을 비롯한 불쾌 증상을 야기하는 것으로도 이어진다. 이는 지각과민을 비롯한 치아마모를 예방하는 어떤 대책이 중요하다는 것을 의미하고, 따라서 적절한 칫솔질 지도와 함께 치질에 대한 예방책을 세울 필요가 있다. 이러한 관점에서 불소화합물이 첨가된 치약의 사용이나 치질의 재석회화를 촉진하는 CPP-ACP(카제인포스포펩티드-비결정성 인산칼슘)를 함유한 페이스트 등을 적극적으로 응용하는 것도 지각과민증의 예방과 함께 건강의 유지와 증진이라는 관점에서도 바람직한 부분이다.

CPP-ACP는 유리된 칼슘이온과 인산이온을 CPP가 일시적으로 축적해 치질 표면에 국소적으로 존재하도록 하고, 이온의 과포화 상태를 유지하여 치질의 탈회 억제 및 재석회화 능력을 가진다고 알려져 있다. CPP-ACP를 함유한 페이스트는 보통의 칫솔질 후에 치면 전체에 도포하고 당분간 양치를 하지 못하도록 지시해 이용하는 것이 일반적이지만, 맞춤 트레이를 제작해 자가 미백과 마찬가지로 사용하는 방법도 효과적이다(그림 3).

지각과민에 관해서도 증상이 나타난 후에 그 증상을 완화시킨다는 사고방식에서 지각과민을 적극적으로 예방하는 방향으로 전환하는 시기가 되었다. 이러한 관점에서도 석회화 촉진 효과를 통해 치질 강화 효과를 발휘하는 각종 제재의 응용이 기대된다.

다카미자와 도시키(Takamizawa Toshiki), 미야자키 마사시(Miyazaki Masashi)

2. 치아를 삭제했더니 시리다

시린 세라믹 인레이, 시리지 않는 레진 수복!?

일상 임상에서 전치부의 꽤 깊은 와동에 레진 수복을 시행해도 술후의 불쾌 증상은 거의 없는데, 세라믹 인레이나 크라운을 수복하면 왠지 불쾌 증상이 나타난 경험을 가진 선생님이 의외로 많이 계시리라 생각한다. 특히 세라믹 수복은 치료비가 고액이므로 이러한 사태는 골칫거리이다.

왜 MI인가? — 세관 레벨의 치수 노출을 막는다!

상아질에는 상아세관이 무수히 주행하고 각각 치수와 교통한다. 우식이나 교모, 마모 등의 영향을 받지 않은 건전 상아질의 상아세관은 조직액으로 채워져 자극이 전달되기 쉬운 구조로 되어 있다(그림 1a, b). 그런데 우식 아래의 상아세관, 다시 말해서 우식 영향 상아질의 세관은 인산칼슘 계열 결정물의 침착으로 막혀(투명층) 치수와 바깥세계가 차단되어 있다. 이는 일종의 생체방어반응으로 우식 영향 상아질은 자극이 전달되기 어려운 구조가 된다(그림 1d, e). 따라서 자극이 없는 접착수복을 위해서는 감염 치질만을 주의 깊게 제거하고 투명층 및 건전 치질을 적극 보존하는 MI의 개념에 기반을 둔 와동 형성을 항상 염두에 두고, 상아세관 레벨의 치수 노출을 되도록 회피하여 치수의 보호를 도모해야 한다.

접착수복에서 건전 상아질을 삭제하면 왜 시린가? — 세관 레벨의 치수 노출 + 레진 접착 부전

접착수복에서 치수 자극에 관해서는 레진 계열의 상아질에 대한 접착성이 키포인트이다. 다시 말해서 양자가 계면에서 '틈이 없는', '밀착성'을 획득할 수 있는지가 포인트이다(그림 1c, f).

접착수복에서는 반드시 치면의 산 처리가 요구되기 때문에 정도의 차이는 있지만 상아세관은 개구한다. 그러나 나중에 레진 계열 재료가 틈이 없이 밀착해 적합하면 자극의 전달로는 차단되어 치수 자극은 발생하지 않는다(그림 1f). 하지만 접착 부전으로 틈이 발생하면 변연 미세노출로 인해 자극이 야기되거나, 변연 봉쇄가 좋아도 온도변화나 교합압 등에 의한 왜곡이 원인이 되어 틈의 용적변화가 생기거나, 펌핑 작용 등에 의한 세관 내 조직액의 이동으로 자극이 발생한다(그림 1c).

틈 발생의 원인

생활치의 지대치 형성이나 세라믹 인레이 와동 형성 등 건전 상아질을 대량으로 삭제하거나, 나아가

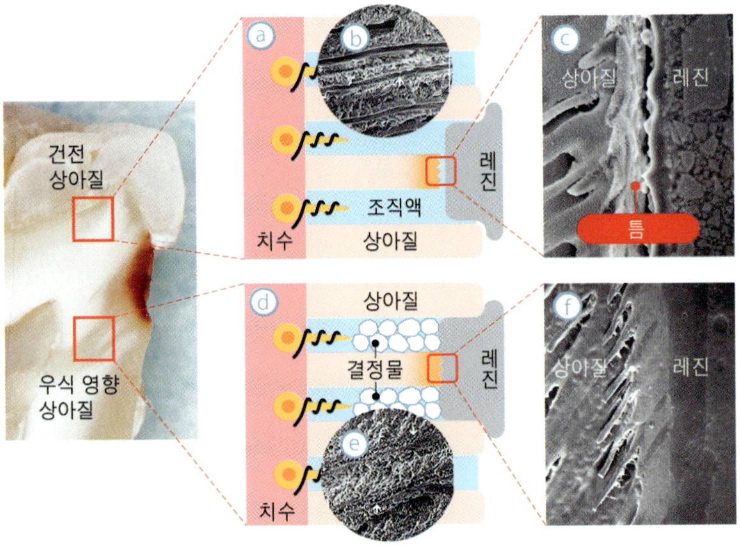

그림 1. 상아세관 레벨의 치수 노출과 레진 계열 재료의 밀착 적합성. 상아세관 내 조직액의 삼출로 레진의 밀착성이 방해를 받아(a~c) 틈이 생기면 치수는 세관 레벨에서 교통하여 치수 자극이 발생하기 쉽다.

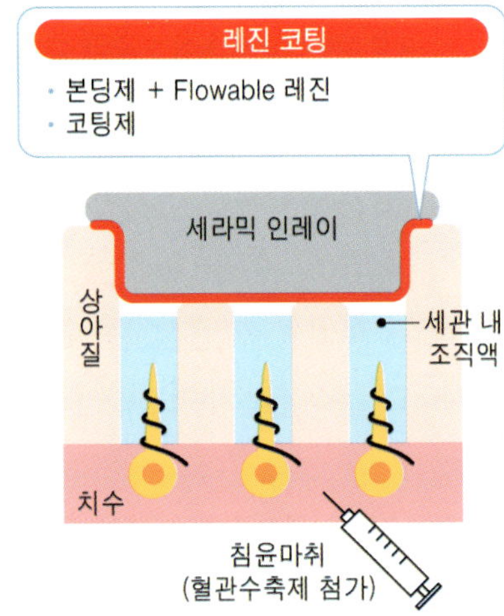

그림 2. 레진 코팅으로 치수 자극 발생을 회피. 침윤마취를 하면 세관 내 조직액의 삼출이 차단되어 레진 밀착성을 도모할 수 있다.

수복물을 장착할 때 산 처리를 시행하면 상아세관은 결정물에 의한 차단이 없기 때문이 세관 내 조직액이 삼출된다. 특히 장착할 때는 대부분의 경우 마취를 하지 않은 상태에서 이루어지기 때문에 치수 내압이 올라가, 퍼콜레이션(percolation) 현상과 같이 조직액이 쉽게 계면으로 삼출한다. 이 수분이 레진 접착 밀착성을 방해해 틈을 발생시키고 그 결과 자극이 야기된다(그림 1a~c). 세라믹 수복물을 레진 시멘트로 장착 후 온도변화에 시리거나 딱딱한 것을 씹으면 찌릿한 경우 등이 여기에 해당한다.

건전 상아질의 삭제 ▶ 세관 레벨의 치수 노출 ▶ 세관 내 조직액 삼출 ▶ 접착 방해 ▶ 틈 발생 ▶ 치수 자극

자극이 없는 접착수복을 위해서는?—레진 코팅을 시행한다!

자극이 없는 접착수복을 위해서는 투명층 및 건전 치질을 적극적으로 남기는 MI 개념에 기반을 둔 레진 직접 수복을 시행하는 것이 대원칙이다(그림 1d~f).

그러나 치료 방법으로 세라믹 크라운이나 세라믹 인레이 등이 선택되어 건전 상아질의 대량 삭제가 요구되는 경우에는, 앞에서 서술한 것과 같이 상아세관 내 조직액의 삼출 때문에 레진 계열 재료의 밀착성 획득이 어렵다. 따라서 침윤마취를 하여 치수 내압이 올라가지 않은 시기, 다시 말해서 상아세관 내 조직액의 삼출이 없을 때 레진 코팅을 시행해 인상을 채득한다(그림 2). 상아세관의 확실한 조기 봉쇄가 매우 중요하다.

투명층과 건전 상아질을 적극적으로 남긴다(직접법). 침윤마취를 한 후 레진 코팅 ▶ 인상 채득(간접법)

후지타니 모리오키(Fujitani Morioki), 센다 아키라(Senda Akira)

3. 최종 수복 처치 후에 시리다

수복처치와 지각과민

글래스아이오노머 시멘트 등을 이용한 합착을 전제로 하는 비접착 수복에서는 건전한 상아질에서 유지를 구하게 되므로, 치질의 삭제로 인해 치수충혈이나 가역적 치수염이 생기는 경우가 많아 술후 지각과민이 일어나기 쉬운 경향이 있다. 접착 수복에서는 건전한 상아질의 삭제를 피할 수 있으므로 술후의 지각과민 발생 빈도도 낮다고 생각한다. 따라서 되도록이면 접착 수복을 선택하는 것이 술후 지각과민의 발생을 억제하는 것으로 이어진다(14쪽).

수복을 할 때는 술전에 지각과민, 냉수통의 유무, 그리고 지각과민점에 대해 정밀하게 조사해 두는 것이 중요하다. 와동 주위 치면에 과민점이 존재하는 경우도 있으므로 수복으로 생긴 지각과민인지 아니면 술전부터 있었던 것인지를 명확하게 하는 것이 중요하다.

비접착 수복의 경우에는 삭제에 의한 치수의 손상, 잔존치질의 균열 또는 파절로 인해 술후 지각과민의 개선이 어려워지는 경우도 많다. 교합 스트레스를 줄이고 경과를 관찰해도 개선이 보이지 않는 경우에는 치수처치로 이행한다. 메탈 인레이를 비접착성의 합착용 시멘트로 장착할 때도 레진 코팅법을 함께 사용해 치질 표면을 보호해 두는 것이 추천된다(15쪽).

지각과민 예방 및 증상 발현 후의 대응

접착 수복에 대해 서술하기 전에 먼저, 수복으로 인해 지각과민을 일으키지 않기 위한 기본적인 사항을 열거한다.

❶ 우식치료를 할 때는 우식상아질 외층만을 제거하도록 노력한다. 이를 통해 치수에 자극이 전달되기 쉬운 건전한 상아질의 노출을 피할 수 있다. 이 원칙을 철저히 지키면 일단 술후의 지각과민은 생기지 않는다(15쪽).

❷ 우수한 접착제를 올바르게 사용한다. 올바른 사용법을 따르는 것 이외에도 접착 치면의 오염을 피하는 것과 광조사를 적절히 시행하는 것을 통해, 재료 본래의 성능을 발휘할 수 있고 확실한 접착으로 와동을 봉쇄할 수 있다.

❸ 중합수축에 유의해 적절한 레진 충전을 시행하여 와동에서 수복물이 박리되는 것을 막는다.

❹ 마무리 연마를 할 때 와동 주위의 치질을 부주의하게 삭제하지 않는다. 특히 치경부의 상아질을 삭제하면 지각과민을 일으킬 위험이 있다.

술후의 지각과민이 생기는 원인으로는 주로 접착이 불량한 경우와 와동 주위의 치질을 삭제하여 생기는 경우를 생각할 수 있다. 또한 교합에 관여하는 수복물이라면 교합조정이 불충분한 경우에 지각과민을 보이는 경우도 생각할 수 있다. 특히 메탈 인레이 등을 제거한 와동에 레진을 수복하면 건전한 상아

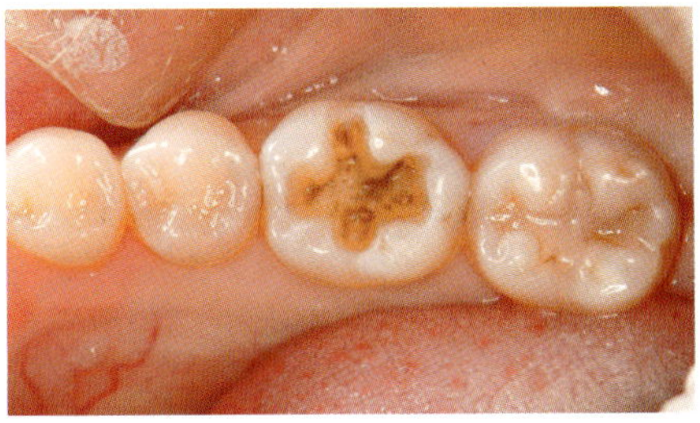

그림 1. 인레이 제거 후의 와동에서는 술후의 지각과민이 일어나기 쉽다.

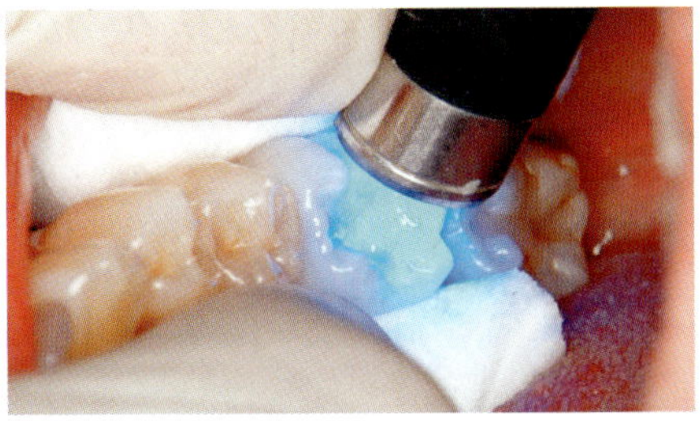

그림 2. 접착성 레진은 충분한 광조사에 유의한다.

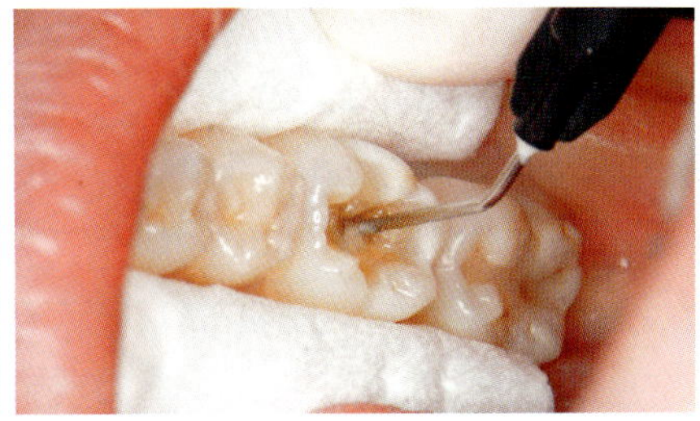

그림 3. Flowable 레진을 흘려 넣는다.

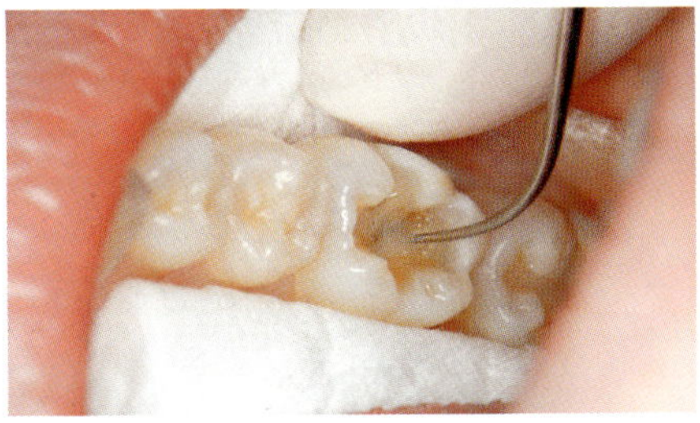

그림 4. 탐침 등으로 얇게 만든다.

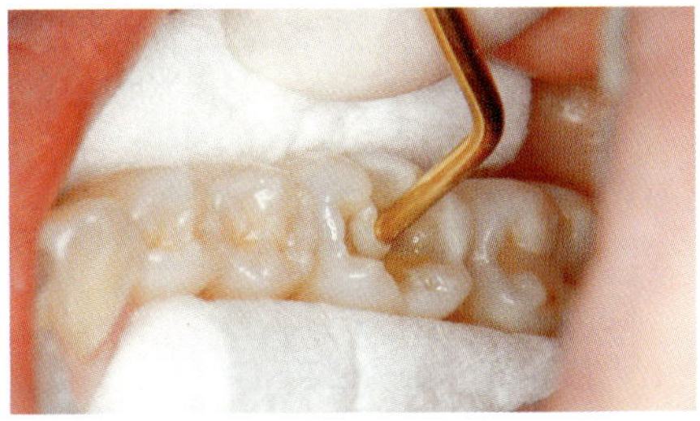

그림 5. Flowable 레진 중합 후 소량씩 페이스트 레진을 적층 충전한다.

질이 노출되어 있는 경우가 많으므로 교합통 등 지각과민이 일어나기 쉽다(15쪽).

지각과민에 대한 대책은 아래와 같은 순서로 시행한다.

❶ 교합 상태를 확인하고 필요에 따라 교합조정을 시행한다.

❷ 와동 주위 및 margin 부위에 지각과민 처치를 시행한다.

❸ 경과를 관찰한다.

❹ 개선이 보이지 않으면 재수복을 시행한다.

❺ 그래도 개선이 보이지 않고 치수염과 같은 증상으로 이행하면 치수처치를 시행한다.

또한 재 수복할 때의 요점은 아래와 같다.

❶ 이장은 필요 없다. 깊은 와동에서 이장을 시행한 쪽이 술후의 지각과민 발현이 많았다는 보고도 있다[1](그림 1).

❷ 본딩제에 충분히 광조사를 시행한다(그림 2). 임상에서는 피접착면과 광조사기 tip 끝을 밀착시킬 수 없는 경우가 많다. 이러한 경우 광조도가 저하되어 접착제의 성능을 충분히 발휘할 수 없어 와동 기저부에서 접착을 얻을 수 없다. 고출력의 광조사기를 사용하거나 조사 시간을 연장해 해결한다[2].

❸ Flowable 레진 등으로 피접착면을 얇게 덮어 접착을 확실히 시행하고(그림 3, 4) 이어서 소량씩 충전하여 중합수축 응력에 의한 접착의 파괴를 막는다(그림 5).

다가미 쥰지(Tagami Junji)

참고문헌

1) Unemori, M. et al.: Self-etching adhesives and postoperative sensitivity. *Am J Dent,* 17: 191~195, 2004.

2) Ogisu, S. et al.: Effect of convergent light-irradiation on microtensile bond strength of resin composite to dentin. *Int Chin J Dent,* 9: 45~53, 2009.

4. 치아미백 후에 시리다

서론

일반적으로 10% 과산화수소를 이용하는 자가 미백 도중의 지각과민 발생률은 가벼운 증상을 포함해 약 60%라고 알려져 있다. 발생률은 과산화수소의 농도가 높아지면 더 올라간다. 또한 짧은 시간에 고농도의 과산화수소 제재를 사용하는 전문가 미백에서도 지각과민은 발생한다.

미백제의 침입 경로

법랑질은 92~96%의 무기질, 1~2%의 유기질, 2~4%의 수분으로 이루어져 있고 법랑소주가 긴밀하게 주행해 법랑상아경계에서 기계적 감합력으로 상아질과 결합한다. 법랑질 표층에는 여러 가지 원인으로 작은 균열이 나타나는데 이는 진료실에서 빛을 비춰보면 쉽게 관찰할 수 있다. 또한 단면에는 법랑총이나 법랑방추 그리고 법랑상아경계에서 법랑질 표층에 이르는 법랑엽을 볼 수 있다. 이들 균열이 미백제의 분해로 발생한 유리기(free radical)의 경로가 된다(그림 1, 2).

미백 효과와 지각과민

전문가 미백에서는 주성분인 과산화수소가 자외선, 가시광선, 열 등에 의해 분해되고 그때 발생하는 유리기가 법랑엽이나 법랑총으로 침입해 유색유기물을 분해함으로써 미백 효과를 얻을 수 있다. 동시에 법랑질의 공극이 법랑상아 경계에 이르기 때문에 치액의 이동이 생기고 지각과민이 발생한다고 알려져 있다. 그 통증은 시술 도중이나 시술 직후에 발생하는데 유리기가 치질 내에 잔존하면 시술 후 집에 돌아가 생기는 경우도 있다. 그렇기 때문에 술후의 설명이 중요하다.

한편 자가 미백 제품의 주성분인 과산화요소는 구강 내의 체온이나 타액에 의해 과산화수소와 요소로 분해된다. 그 후 과산화수소 농도의 차이는 있지만 전문가 미백제와 마찬가지의 작용 기전에 의해 유리기가 효과를 발휘한다. 과산화수소의 농도는 낮지만 맞춤 트레이를 오랜 시간 장착하면 상아질까지 도달한 유리기에 의해 지각과민이 발생한다.

미백 도중의 지각과민 처치에서는 감각둔화 작용을 기대하는 질산칼륨 배합 치약 또는 치질의 칼슘과 결합한 결정물이나 인산칼슘과 같은 무기질로 균열이나 상아세관을 폐쇄하는 제품이 추천된다.

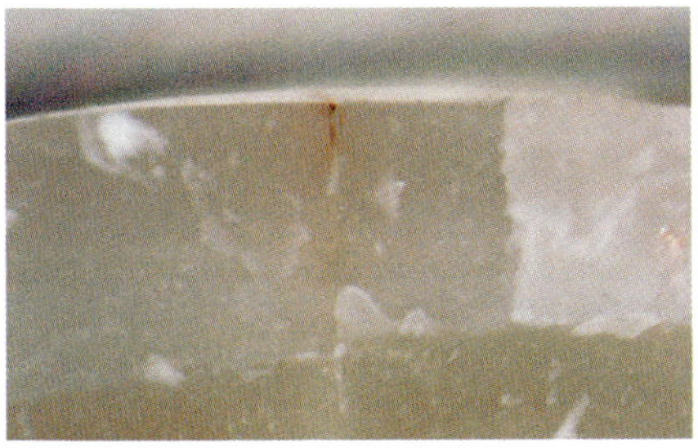

그림 1. 법랑질에서 볼 수 있는 균열(균열에 대해 수직으로 절단한 면의 광학현미경상).

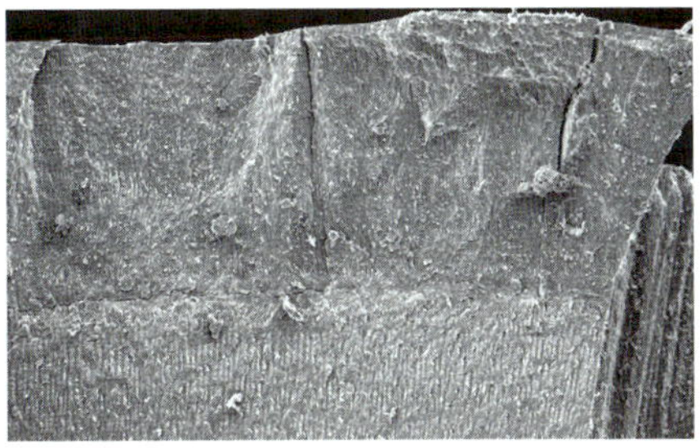

그림 2. 법랑질 절단면의 SEM상(균열이 상아질까지 이르렀다).

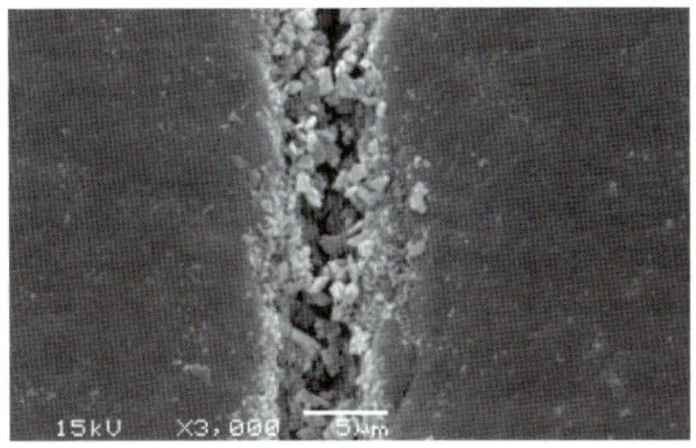

그림 3. 인산칼슘 계열 지각과민 억제제를 도포한 법랑질 표면(균열에 결정이 봉입된 것을 볼 수 있다).

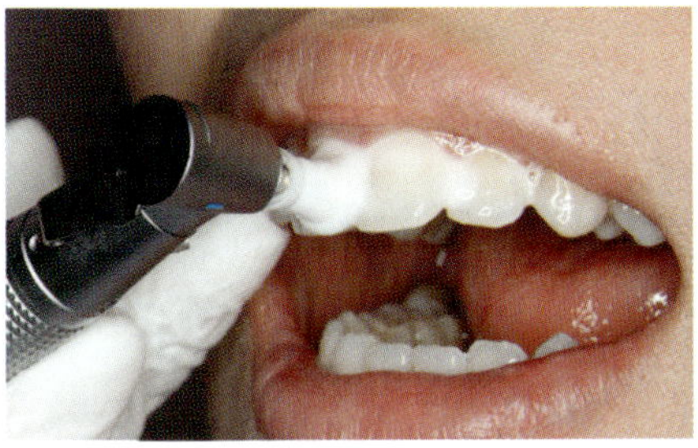

그림 4. 전문가 미백 종료 후에 rubber cup으로 인산칼슘 계열 페이스트를 도포한다.

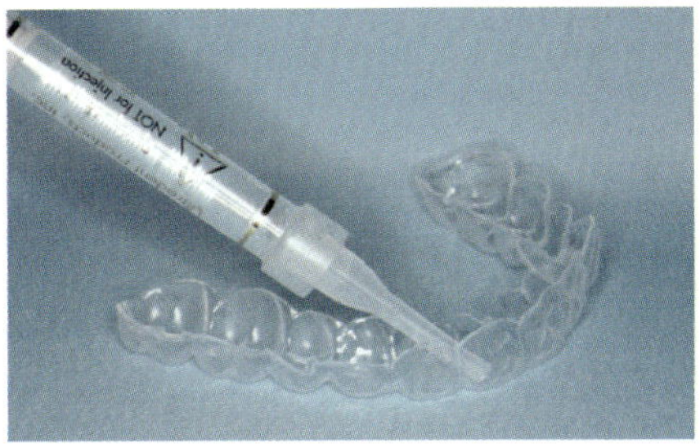

그림 5. 자가 미맥용의 맞춤 트레이에 지각과민 억제제를 넣는다.

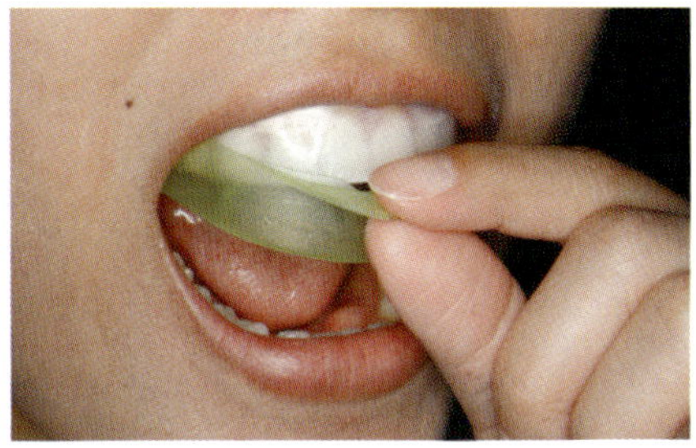

그림 6. 트레이 형태의 지각과민 억제제(자가 미백 후에 15분~1시간 정도 장착한다).

미백 후 지각과민의 대처법

미백 후에 지각과민이 생긴 경우에는 먼저 미백을 중단하고 지각과민에 대한 처치를 시행한다.

❶ 도포법: 치아에 직접 도포하는 방법으로 옥살산(수산)이나 인산칼슘을 주성분으로 하는 지각과민 억제제 등이 이용되고, 치질의 칼슘과 결합한 결정이나 하이드록시아파타이트로 법랑질의 미세 균열을 봉쇄한다(그림 3, 4). 글래스아이오노머 시멘트 계열이나 레진 계열 재료는 미백 효과에 영향을 미치기 때문에 미백 도중의 사용은 피하는 것이 좋다. 또한 착색이 염려되는 약제도 피할 필요가 있다.

❷ 트레이 법 또는 간이 트레이 법: 자가 미백용 맞춤 트레이에 불화나트륨이나 질산칼륨, CPP-ACP 배합 페이스트를 넣고 10분 정도 장착하는 방법이다(그림 5). 간이형 트레이에 미리 지각과민 억제제가 도포된 제품도 시판되고 있다(그림 6). 또한 폴리에틸렌 제재의 일회용 트레이에 중성 불화나트륨 배합 무스를 넣어 사용하는 경우도 있다.

❸ 치약: 질산칼륨이나 유산알루미늄이 배합된 치약을 이용한다. 술전에 가벼운 지각과민이 보이는 경우는 약 2주 전부터 지속적인 사용을 지시한다.

❹ 기타: 치수충혈이나 단순한 치수염의 증상이 보일 때는 진통제를 투여하는 경우도 있다.

미백 후의 지각과민에 대해서는 통증으로 인한 환자의 불안을 적극적으로 줄이기 위해, 술전에 상담할 때 충분한 설명을 하는 것과 동시에 적절한 약제를 함께 사용하는 것을 추천한다.

오모리 가오루(Ohmori Kaoru)

5. 발수하고 싶을 정도로 고민하는 상아질지각과민증에 대한 대처 — 궁극의 지각과민 대책

'피복', '감각둔화', '응고' — 어떤 치료 전략이 효과적인가?

발수하고 싶을 정도로 고민하는 중도의(심한) 지각과민은 원래라면 치수의 병변이므로 치수진정요법을 비롯해 발수를 포함한 근관치료를 시행해야 하는 경우이다(4쪽). 그러나 임상에서는 지각과민의 3가지 치료 전략(6쪽, 그림 8 참조)으로 대처해야만 하는 경우도 많은 것이 현실이다(5~7쪽).

심한 지각과민에 대해 이들 3가지 치료 전략을 효과적으로 전개하기 위해서는 먼저, 예민해진 감각수용기의 진정 처치를 시행하여 '감각을 둔화'시키고 그 후에 여러 가지 처치에 부수적으로 발생하는 통증에 대해 어느 정도 견딜 수 있도록 도모해야 한다. 그때 효과적으로 '감각둔화'를 기대할 수 있는 약제는 파라포름알데히드이다. '감각의 둔화'에 칼륨이온(K^+)도 효과적이지만 파라포름알데히드의 효과가 더 좋다.

또한 그와 동시에 '피복'으로 자극을 재빠르고 확실하게 shunt out해 국소의 안정을 도모하는 것도 잊어서는 안 된다. 다시 말해서 감각이 둔화되기 위해서는 청결한 환경과 시간이 필요하므로, '피복'은 어느 정도 두께가 있고 강하며 단단해서 단열효과를 기대할 수 있는 것이 좋다. 이와 같은 조건을 만족하는 것은 글래스아이오노머 시멘트 계열의 재료이고, 불소화합물에 의한 재석회화의 촉진 효과도 있으므로 상아세관 입구에서 결정물의 추출에 의한 '피복'도 기대할 수 있다.

한편 '조직액을 응고'하는 전략은, 아주 예민해진 부분에 단백질 응고제를 이용하면 종종 통증이 유발되어 오히려 증상이 악화되는 경우도 있으므로 주의가 필요하다(7쪽).

궁극의 지각과민 대책!

중도의 지각과민(그림 1-1)에 대해 '감각둔화 + 봉쇄 + 불소화합물을 이용한 재석회화'를 함께 사용하는 'combined technique'을 소개한다. 사용 재료는 파라포름알데히드 제재로 페리오돈(네오제약), 글래스아이오노머 계열 제재로 비트리머 수복용(3M ESPE), Fuji Ⅱ LC(3M ESPE), Fuji fil LC flow(GC)(74쪽), Clinpro XT Varnish(3M ESPE), 또는 Fuji Ⅶ(GC)(78쪽) 등을 이용한다.

비트리머 수복용, Fuji Ⅱ LC 또는 Fuji Ⅶ의 용액을 적당량 채취하고, 그 표면적의 약 1/5에 해당하는 분량의 페리오돈을 채취한다. 분말은 혼합했을 때 탐침으로 도포할 수 있는 정도의 조도(high flow ~medium flow type의 flowable 레진 정도의 조도, 그림 1-4)가 되도록 적당량 채취한다. Fuji fil LC flow 또는 Clinpro XT Varnish의 경우는 채취한 페이스트 총 표면적의 약 1/5에 해당하는 표면적 분량의 페리오돈을 채취한다(그림 1-2). 이때 페리오돈의 양이 많으면 경화가 방해되므로 주의가 필요하다.

채취한 재료를 한꺼번에 혼합하고(그림 1-3), 탐침 등을 이용해 환부에 적당량 도포한다(그림 1-4). 이때 페이스트가 치은구에 들어가면 제거하기가 매우 성가시므로 되도록 들어가지 않도록 주의한다. 도포 후에는 곧바로 광중합 한다(그림 1-5). 조사 시간이 짧으면 경화 부전이 일어나므로 제조사에서 지시한 조사 시간보다 길게 조사한다. 또한 경화된 제재는 적당한 탄성을 가진다.

그림 1-1~1-5. 파라포름알데히드 제재와 글래스아이오노머 계열 재료를 함께 사용하는 'combined technique'.

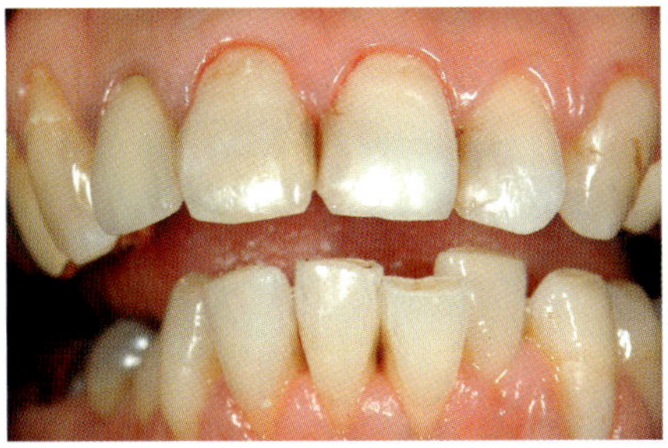
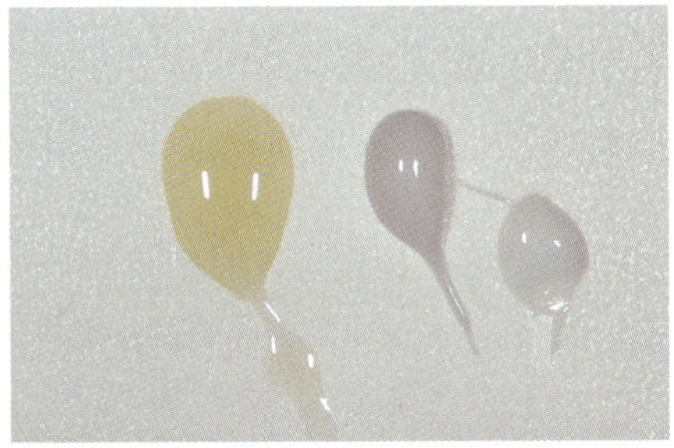
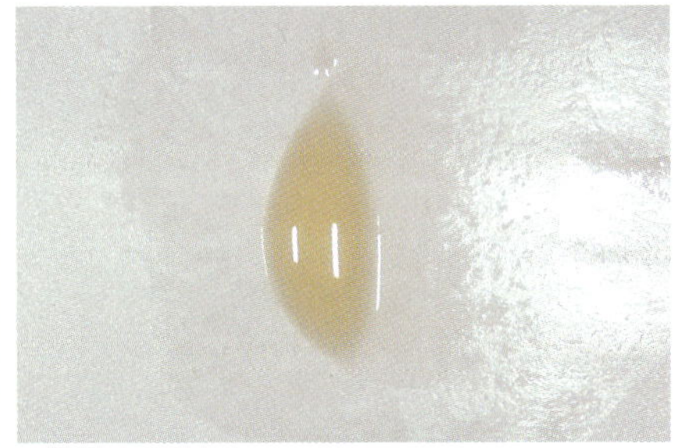
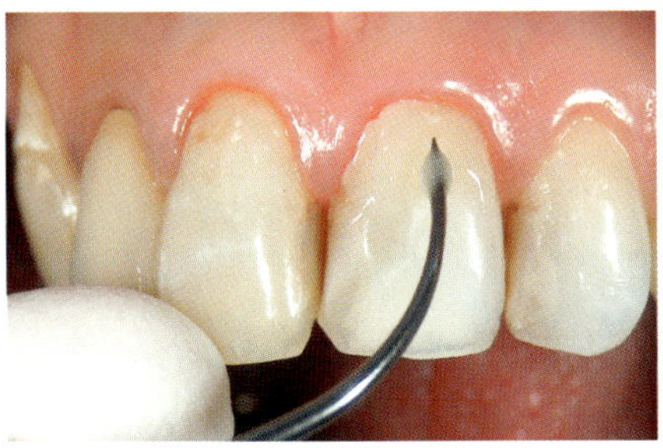
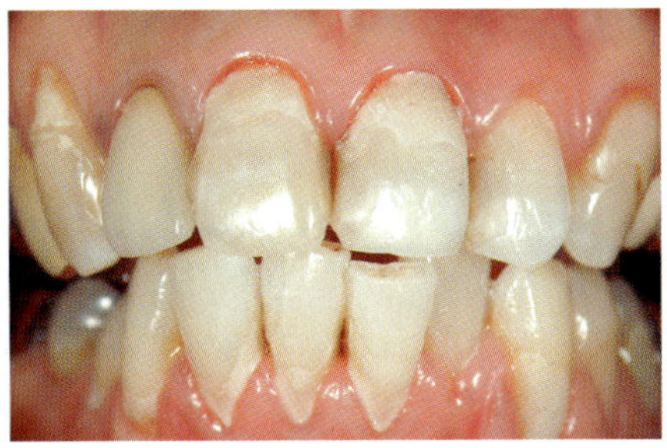

그림 1-1. 중도의 지각과민을 보이는 증례.
그림 1-2. 파라포름알데히드 제재와 글래스아이오노머 계열 재료를 채취.
그림 1-3. 그림 1-2에서 채취한 재료를 혼합.
그림 1-4. 페이스트가 치은구에 들어가지 않도록 주의하면서 도포.
그림 1-5. 도포 후에는 곧바로 광중합 한다. 사용 재료에 따라서는 도포된 혼합물이 백탁을 보이는 경우도 있다.

식사나 칫솔질 등의 제한은 없고 오히려 도포된 제제를 포함해 그 주위를 작 닦도록 환자에게 지시한다. 도포된 제재는 마모나 탈락 등으로 자연히 없어질 때까지 방치해도 좋지만, 보통 2~3개월 후면 증상이 완화되는 경우가 많으므로(명확한 evidence는 없다. 원래 발수도 염두에 둔 증상이므로 증상이 완화되기까지는 시간이 필요하다는 사실을 환자에게 미리 설명해 두는 것이 중요) 증상이 사라진 단계에서 스케일러 등으로 제거하면 좋다. 또한 칼륨이온 배합제제의 도포는 환자에게 self care(cure)를 반드시 하도록 지도한다(6, 7쪽). 그리고 도포된 제재가 중간에 탈락하거나 결손된 경우는 그때의 증상에 따라 'combined technique'의 추가 도포를 비롯해 Fuji Ⅶ(78쪽)를 도포하거나(추천), Super Seal 5초(52쪽), Teethmate Desensitizer(54쪽), Nano Seal(58쪽) 등의 결정물을 이용한 '피복' 방법을 실시해도 좋다.

비트리머 수복용, Fuji Ⅱ LC, Fuji fil LC flow 또는 Fuji Ⅶ 모두 'combined technique'의 목적은 달성할 수 있다. 다만 Fuji Ⅱ LC, Fuji fil LC flow, Clinpro XT Varnish 및 Fuji Ⅶ는 도포된 혼합물이 그림 1-5와 같이 백탁을 보이는 경우도 많다. 비트리머 충전용은 반투명이어서 심미적이고 마무리가 쉽다. 또한 Clinpro XT Varnish는 불소화합물을 첨가해 인, 칼슘에 의한 재석회화 촉진도 기대할 수 있고, 광경화형이기 때문에 효과적인 재료(76쪽)이다.

'Combined technique'의 주의사항 — 치과의사 자신이 책임을 지고 임상 응용

필자는 'combined technique'을 10년 정도 시행하고 있는데 특히 페리오돈에 의한 치수, 치주조직 또는 구강점막에 대한 유해 증상은 아직까지 경험한 적이 없다. 하지만 약제나 재료 등을 혼합해 지각과민 부위에 직접 도포하는 치료법은 당연히 일본 후생노동성의 허가를 얻지 못한다. 따라서 'combined technique'은 이 방법을 사용하지 않으면 어쩔 수 없이 발수를 해야 할 지경에 이른 경우에 한해 시행해야 하며, 환자에게도 그러한 점을 설명하고 동의를 얻을 필요가 있다. 그러므로 'combined technique'을 임상에 응용할 때는 치과의사 자신의 책임이므로 충분히 신중을 기해 적용해야 할 것이다.

후지타니 모리오키(Fujitani Morioki), 센다 아키라(Senda Akira)

Column 2

치아가 시린 것은 모두 상아질지각과민증인가?

치아가 시린 증상

상아질은 원래 중배엽에서 유래한 조직이기 때문에 외배엽성 유래의 법랑질이나 치은에 둘러싸여 생체의 내부에 위치한다. 상아질의 '경도'가 강하고 단단한 barrier라는 오해를 불러오기 쉬운데, 상아질과 치수는 협조하고 있으므로 '상아질이 구강 내에 노출되자마자 상아세관을 매개로 치수와 외부 세계는 교통하기 시작해 치수 노출에 버금간다.'는 인식이 필요하다.

'치아가 시린 증상'의 전형으로는 치은퇴축으로 인한 치근노출, 마모, 교모, 산부식증, 치경부 굴곡파절에 의한 상아질 노출부위의 상아질지각과민증이 알려져 있다. 외상성 치아파절, 법랑질 균열에 의한 상아질로의 자극 전달성 상승, 변연누출이 있는 수복물, 와동 형성 후 '치아가 시린 증상'이 있는 상아질 감각은 상아질지각과민증으로 기록되지 않은 경우도 있지만(그림 1), 발생 원인은 같다.

우식을 포함해 상아질을 경유한 자극으로 인해 유발되는 통증은 병태의 진행에 따라 통증발생기구가 동수역학적인 것에서 비가역적 치수염(그림 2)에 의해 가느다란 감각신경을 매개로 한 통증까지 있으므로 동일한 치아에서도 동적으로 변화할 수 있다. 전자는 통증발생기구가 상아질지각과민증과 동일하지만, 우식에 의한 통증은 일반적으로 상아질지각과민증의 범주에 들어가지 않는 것 같다.

과산화수소 등을 이용한 생활치 미백 후의 감각항진도 상아질지각과민증으로 다루지 않는 경우가 있다(그림 1). 다만 이와 같은 감각항진은 '상아질 노출'이 아니라 '자극 전달성이나 자극에 대한 응답성 증가'에 의한 것이라고 이해해야 한다. 가역적일지도 모르지만 자극이 상아질에 도달하기 쉬운 법랑질의 구조변화, 상아세관의 기능적 직경의 증가, 치수신경의 과민화 중 어느 하나일 것이라고 추측되는데, 통증 발생 이유는 왠지 주목을 받지 못하고 있는 실정이다. 도달 정도가 불분명한 균열도 전달성의 증가나 응답성의 항진을 생기게 할지도 모른다.

치아가 시린 이유―동수역학설의 올바른 이해

노출된 상아질의 통증은 수용기구로서 동수역학설이 가장 널리 지지를 받는다. 그 이유는 ① 양식(modality)의 차이로 인한 자극에 대해 동일한 단일 신경이 흥분하고 더불어 환자의 동일 부위에서는 같은 종류의 통증이 생긴다는 점, ② 자극이 사라지면 순식간에 통증이 소실(신경 종말의 왜곡은 왜곡의 거리보다 속도나 가속도의 영향을 받는다)되는 전기생리학적 사실 때문이다.

치수의 염증

우리는 상아질지각과민증을 '치수염이 아님에도 불구하고 일회성의 예리한 유발통이 생기는 병태',

다시 말해서 치수염과는 별개로 독립된 범주라고 잘못 파악하고 있을지도 모른다. 그러나 상아질 노출 후에 염증이 없는 경우는 파절 등에 의해 순간적으로 상아질이 노출된 직후뿐이고, 그 후 세균이나 분해산물, 화학물질의 치수 내 침입이 생겨 결과적으로 개구된 상아세관 아래에 국재성 염증이 생긴다. 감각신경의 과민화(역치 저하, 반응성 증가, 수용성 확대)와 동시에 생체 방어반응인 상아세관 내 협착과 자극상아질 첨가도 시작된다. 이들의 동적 변화를 동반한 병태를 상아질지각과민증으로 취급해야 할 것이다.

와동 형성에 의한 상아질 노출 부위의 감염 기간이 짧을 때는 통증을 유발하지만, 오래 경과하면 증상에 차이가 없어진다는 임상적 결과를 봐도 염증에 의한 과민화와 세관폐색의 동적 변화로서 상아질지각과민증을 취급하는 개념을 지지한다. 다시 말해서 상아질지각과민증은 가역적 치수염과 비가역적 치수염(그림 2)이 서로 중복되는 부분이 있고, 상아질을 매개로 자극이 전달되기 쉬우므로 치수신경섬유가 예민해지기 쉬운 병적 병태이다.

또한 치경부는 신경분포가 적음에도 불구하고 상아질지각과민증이 일어나는 불가사의한 부위라는 오래된 개념은 면역염색을 이용해 신경지배가 밀집되어 있는 것이 밝혀져 개정되었다.

명확한 분류를 방해하는 요인

과거의 연구에서 치수의 병태와 임상증상이 일치하지 않는 것이 분명해졌음에도 불구하고 '치아가 시리다'는 주관적 증상에 기초해 '상아질지각과민증'이라는 병명이 붙었다. 치수의 병태를 비침습성으로 진단하는 것은 현재로서는 불가능하고, 세균 등의 염증성 자극과 생체 방어반응의 강약이 가지각색이어서 실제로는 광범위하면서도 동적인 병태를 '상아질지각과민증'으로 한 데 묶는 것이 진단, 치료, 연구를 어렵게 만든다.

이케다 히데하루(Ikeda Hideharu)

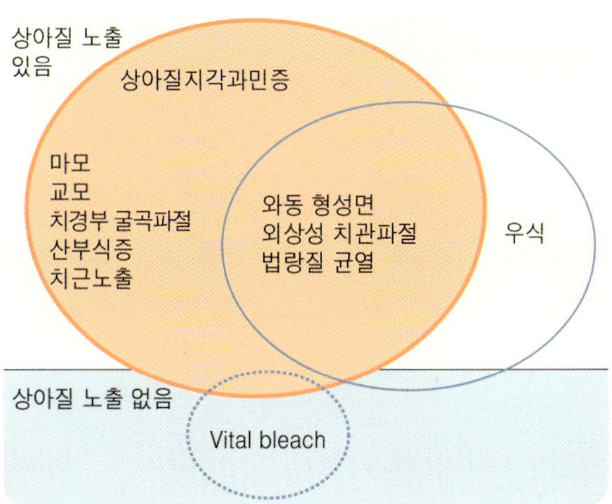

그림 1. 상아질지각과민증과 상아질 노출.

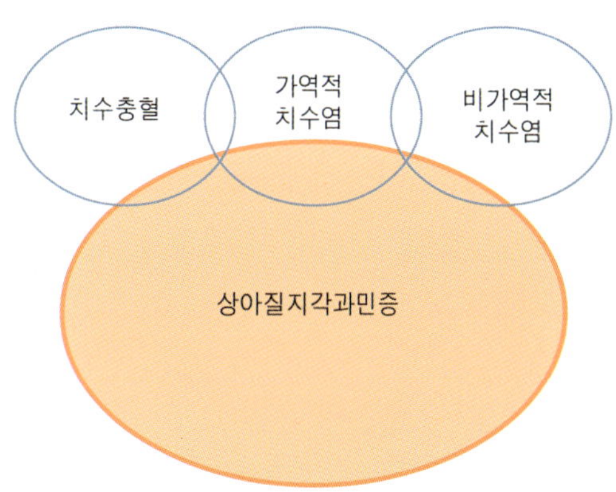

그림 2. 상아질지각과민증과 치수염.

제 3 장 상아질지각과민증 치료에 사용하는 레이저

지각과민에 대한 레이저 응용

치과용 레이저는 연조직의 증산(수분증발; transpiration)과 응고, 세균의 살균, 통증 완화 등에 응용되는 것으로 크게 2가지로 분류할 수 있는데[1], 하나는 조직 투과성이 있는 Nd:YAG 레이저와 반도체 레이저이고, 다른 하나는 조직 표면에 흡수되는 CO_2 레이저와 Er:YAG 레이저이다. 지각과민의 치유에 관해서는 1990년 무렵부터 응용되었는데, 현재 레이저 조사의 지각과민에 대한 통증 제거 기전으로는 ① 흥분된 치수의 진정, ② 상아세관의 물리적 폐쇄, ③ 상아세관 내 단백질의 변성과 응고 등을 생각할 수 있다[1-4](그림 1). 과거 고출력 레이저를 사용해 상아세관을 봉쇄하는 방법(②)이 추천되던 시기도 있었지만 열에 의한 표면의 균열이나 탄화, 치수의 열손상 등의 부작용 때문에 최근에는 ①과 ③을 응용하는 것이 주류가 되었다.

이 장에서는 조직 투과형 레이저인 반도체 레이저와 조직 표면 흡수형 레이저인 Er:YAG 레이저(파장 2.94μm), CO_2 레이저(파장 10.64μm)의 지각과민에 대한 응용에 대해 서술한다(7, 8쪽).

반도체 레이저를 이용한 지각과민 처치

반도체 레이저는 조직 투과형이기 때문에 주로 ①의 기전을 통해 과민해진 상아질의 지각을 억제한다. 기존의 반도체 레이저는 CW 모드(연속조사) 밖에 없었지만 이번에 사용한 반도체 레이저(P-LASER, 파장 0.805μm, 파나소닉덴탈)는 CW 모드가 아니라 RPT 모드(반복 펄스 조사)도 구비하고 있다. RPT 모

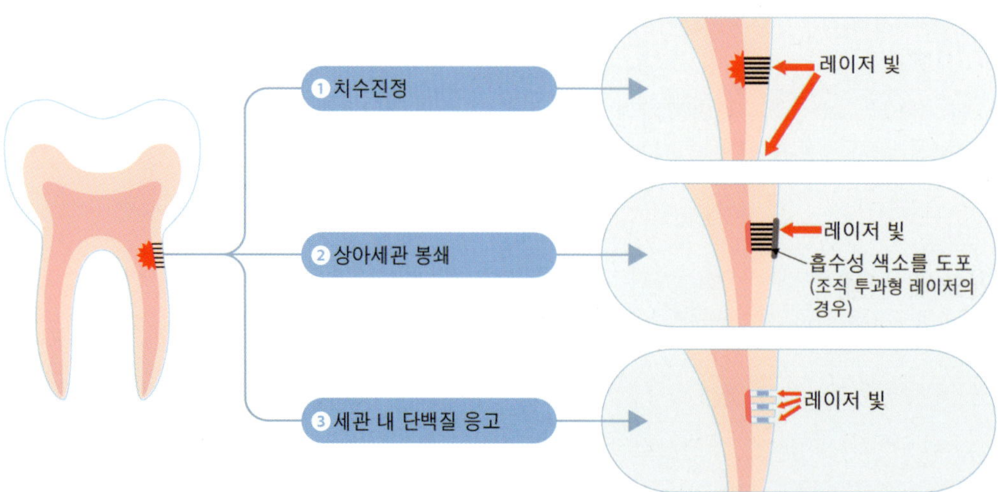

그림 1. 지각과민에 대한 레이저의 작용 기전[1]. ❶ 투과광을 이용해 흥분된 치수를 진정, ❷ 상아세관의 봉쇄, ❸ 세관 내 단백질의 변성과 응고.

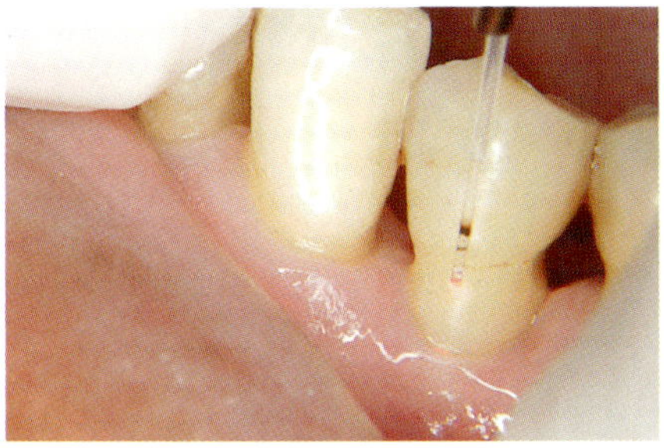

1-1. 증례 1의 술전.

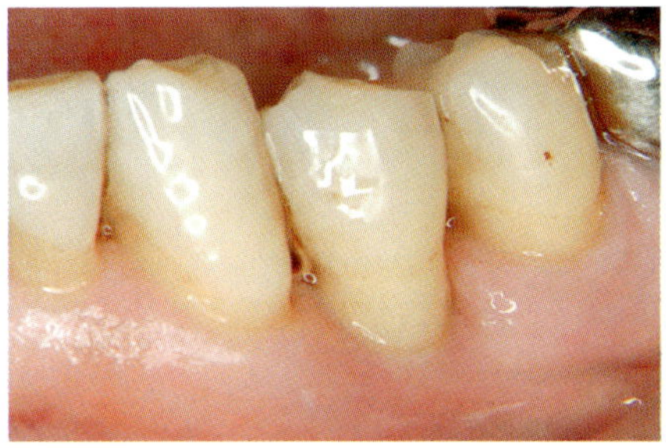

1-2. 증례 1의 술후.

드는 Duty cycle(조사 시간과 휴지 시간을 합한 1 cycle에서 조사시간이 점유하는 비율을 나타냄)을 변화시켜 열의 영향을 조절할 수 있으므로, CW 모드에 비해 지각과민 등의 통증 처치에는 효과적인 조사 방법이다.

증례 1(64세, 여성)

주소는 입안에 차가운 것이 들어가면 #34의 노출 치경부가 시리다는 것이었다(1-1). 조사 방법은 출력 0.5W, 펄스 폭 3ms, Duty cycle 10%로 환부에 대해 1cm 정도 거리에서 가까이 다가가면서 조사를 시작했다. 조사의 포인트는 상아세관의 주행에 대해 비스듬하게 tip을 움직여 치수 방향에 직접 조사를 피하는 것이다. 조사 시간은 3분을 기준으로 하고, 조사가 끝난 후 공기를 분사해 통증이 없는 것을 확인하고 치료를 마친다(1-2).

Er:YAG 레이저를 이용한 지각과민 처치

Er:YAG 레이저는 조직 표면 흡수형으로 물에 대해 흡수성이 매우 높고 조직에 대한 열 영향이 적다는 특징이 있다. 지각과민에 대해서는 주로 ③의 기전을 응용한다. 사용한 Er:YAG 레이저(파장 2.94μm)는 Erwin AdvErl(모리타)이다. 조사 조건은 출력 30mJ/pulse, 반복 속도 10pps~20pps, 비주수와 비접촉으로 시행한다. 보통 C600F(φ600μm)의 tip을 비접촉 조사로 이용하는데, 증상에 따라 더 넓은 직경의 tip을 사용하거나 tip을 부착하지 않은 슬리브 상태로 사용한다(그림 2). 그리고 직접 접촉하면서 사용하는 브러시 형태의 tip도 사용하기 쉽다.

증례 2(56세, 여성)

바람만 닿아도 아프다는 주소로 내원해 Er:YAG 레이저를 응용했다. 증상이 있는 치아는 #13, 14이고 지각과민을 보이는 치아에 균열이나 우식 등은 없다. Tip은 C600F를 사용해 출력 30mJ/pulse, 반복 속도 10pps, 비주수와 비접촉으로 조사하고, 술후 공기를 분사해 증상이 없는 것을 확인했다(2-1~2-3).

조사의 포인트는 다음과 같다. ① 조사면이 하얗게 될 때까지 조사하지 않는다. ② 조사 면적의 크기와 파워의 밀도를 확인한다. ③ 치아에서 먼 곳부터 가까운 곳으로 천천히 조작한다. ④ 대상 치면에

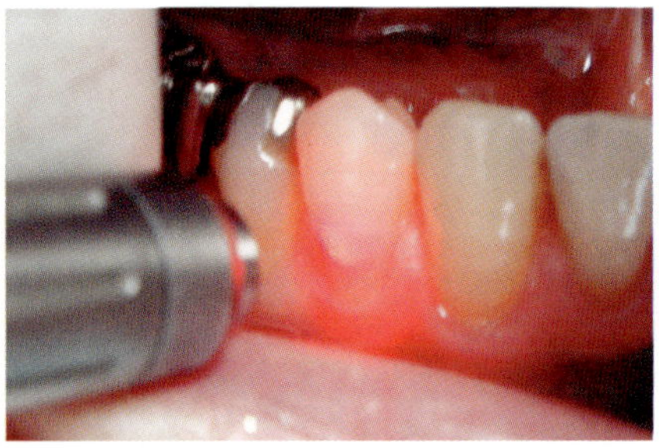

그림 2. 슬리브 상태로 사용하면 광범위하게 조사할 수 있어 통증이 적다(술중).

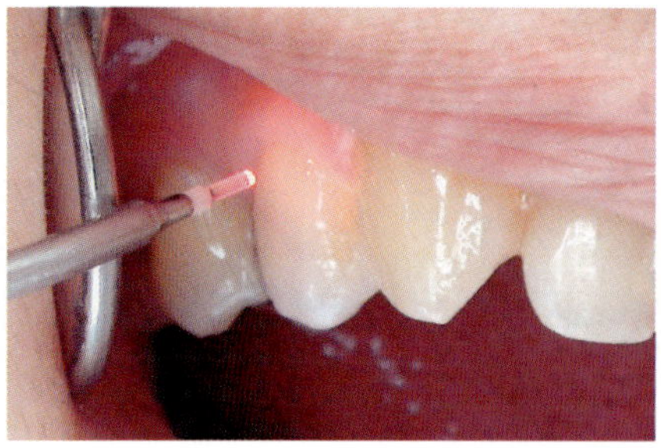

2-1. 증례 2의 술전.

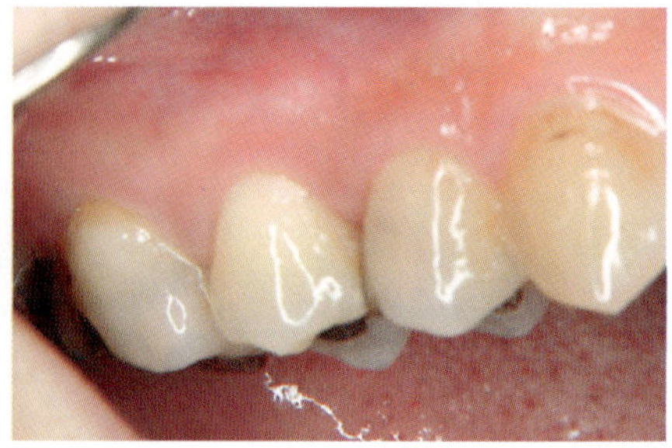

2-2. 증례 2의 술후.

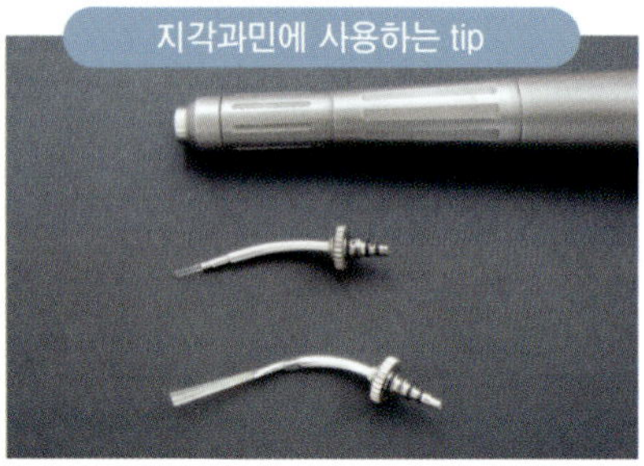

위로부터 어태치먼트, C800F, 브러시 형태의 tip

단위면적 당 에너지(본체 30mJ, 실측 데이터)

	0mm	3mm	5mm
C600F	0.283	1.017	1.548
	68.97	19.17	12.60
C800F	0.503	1.500	2.275
	38.79	13.00	8.57
어태치먼트	1.665	2.676	3.617
	18.02	11.21	8.29

면적 mm^2
단위면적 당 에너지 mJ/mm^2

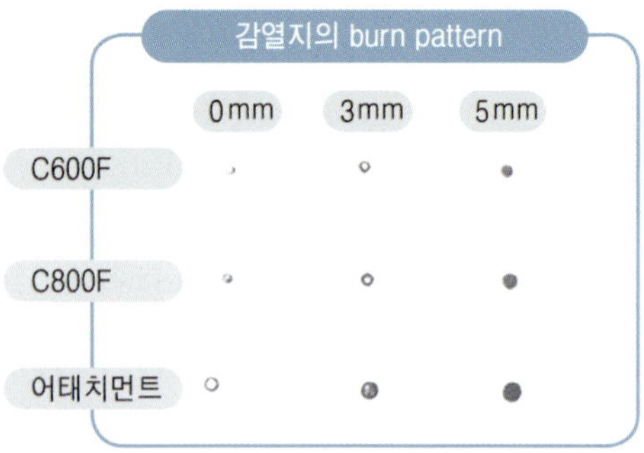

	C600F	C800F	어태치먼트
본체 출력		30mJ	
투과효과	65%	65%	100%
Tip 끝의 출력	19.5	19.5	30

2-3. 각종 tip을 이용했을 때의 burn pattern과 단위면적 당 에너지 양.

확실히 조사하고 있는지를 확인한다. ⑤ 브러시 형태의 tip을 사용하는 경우는 tip의 탄력을 살려 치면에 가볍게 닿도록 조사한다.

CO_2 레이저를 이용한 지각과민 처치

Er:YAG 레이저와 마찬가지로 조직 표면 흡수형인 CO_2 레이저를 지각과민에 응용할 때는 연속파(CW)는 피하고, 슈퍼펄스 모드와 리피트 모드를 이용해 치아 표면의 탄화나 균열 등을 방지하도록 조사하는 것이 매우 중요하다. Defocus를 이용해 조사 범위를 넓히고, 커다란 tip을 돌려가며 조사하는 것도 중요하다. 또한 4급 기구를 응용하는 셈이므로 안전하게 레이저를 사용하기 위해서는 보안경 착용과 함께 구강 내 크라운이나 인레이 등 금속면의 반사를 방지하는 것도 매우 중요하다.

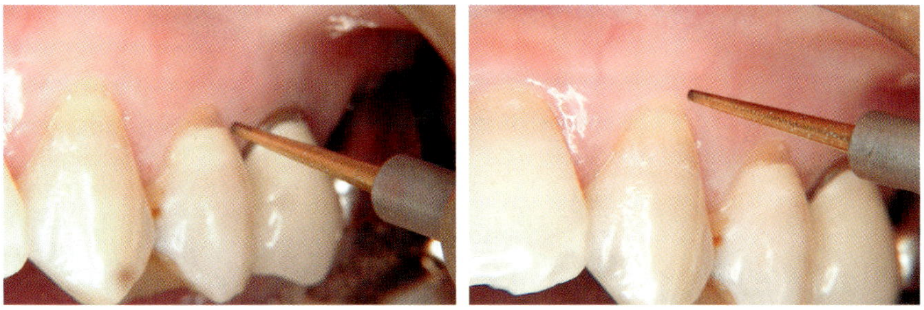

3-1, 3-2. 증례 3의 술중[가나가와현 개업 쓰쿠이 아키라(Tsukui Akira) 선생의 호의로 게재].

증례 3(35세, 여성)

주소는 #23, 24의 찬물에 대한 통증이었다. 사용한 CO_2 레이저는 Bel Laser(파장 10.64μm, 다카라벨몬트)이다. 발진 모드: 리피트 on time 0.001s, off time 0.100s Fine mode, 출력: 0.5~1.0W, metal tip으로 거리 1~5mm에서 한 점에 열에너지가 집중하지 않도록 반드시 tip을 움직이며 조사했다(3-1, 3-2).

또한 Bel Laser의 커다란 특징은 자동차의 가속페달과 같이 밟으면 출력이 올라가는 방식을 선택해 사용하므로 섬세한 조절이 쉽다는 점이다.

결론

반도체 레이저, Er:YAG 레이저 또는 CO_2 레이저를 지각과민에 응용할 때의 기본적인 개념 및 술식을 간략하게 서술했다. 그러나 증례에 따라서는 효과가 충분히 얻어지지 않는 경우도 있다. 레이저를 지각과민에 응용할 경우 3~4회 조사해서 효과가 없을 때는 먼저 tip의 종류를 바꾸거나, 조사 모드를 바꾸고 파장을 바꾸는(조직 표면 흡수형에서 조직 투과형으로) 등의 방법을 시행하는 것이 중요하다. 이 단계에서 많은 증례는 증상이 경감하거나 소실된다. 그래도 만족할만한 효과를 얻을 수 없는 경우에는 약제를 함께 사용하는 것도 중요한 선택지이다. 다만 레이저를 조사하면 적지 않게 증상이 완화되는 것을 볼 수 있으므로, 특히 통증을 주지 않는다는 관점에서 보면 레이저를 조사하지 않고 직접 약제를 응용하는 것보다 레이저 조사를 함께 사용하는 방법이 더 효과적이다.

레이저의 응용은 기술을 필요로 하므로 술자에 따라 효과에 상당한 차이가 있다. 따라서 레이저에 대한 지식과 기술을 확실히 획득하는 것이 가장 커다란 치료 효과를 낳는 포인트라고 생각한다.

시노키 다케시(Shinoki Takeshi)

참고문헌

1) 加藤純二ほか編著: 一からわかるレーザー歯科治療. 医歯薬出版, 東京, 2003.
2) 加藤純二, 篠木 毅, 守矢佳世子: 各種レーザーの特徴と用途を整理する(3)臨床での問題点. 歯界展望, **96**(3): 625~638, 2000.
3) 加藤純二, 篠木 毅: 知覚過敏に対する最新の治療法 各種レーザーの比較検討. 歯界展望, **98**(6): 1224~1228, 2001.
4) 加藤純二, 篠木 毅, 守矢佳世子ほか: ライフステージとレーザー ―歯科医院における効果的なレーザー応用のために―. 歯界展望, **109**(2):241~276, 2007.

제4장 이런 환자에게는 이 재료 — 작용을 알고 올바르게 사용하자

제1장에서도 서술한 것과 같이 지각과민 제재에는 사용하는 순서가 있다. 순서를 잘못해 사용하면 이른바 '약효가 없는' 상태에 이르므로 주의가 필요하다. 재료는 '감각둔화' → '조직액 응고' → '피복(결정물)' → '피복(레진 계열, GIC 계열)'의 순서로 이용해 다음의 한 수를 막지 않도록 하는 것이 좋다.

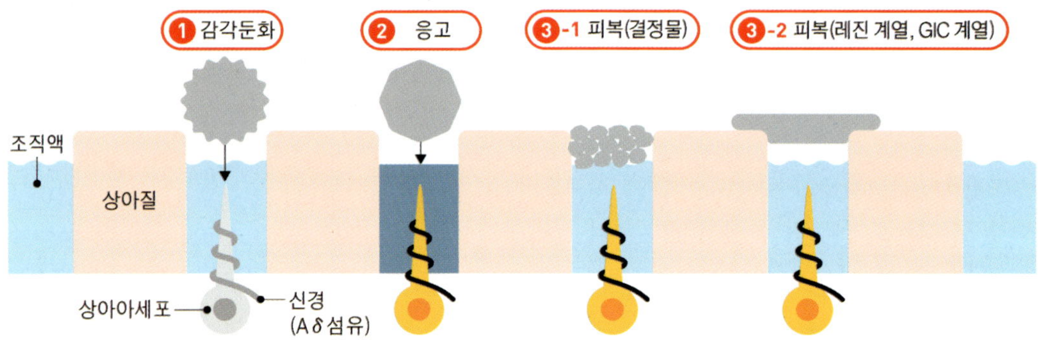

	지각과민	조직액 응고	피복 결정물	피복 레진	피복 GIC
1. Shumitect series	◎	—	—	—	—
2. Systema gingiva plus S	◎	—	—	—	—
3. Ultra EZ	◎	—	◎	—	—
4. Systema Sensitive Softpaste	◎	—	◎	—	—
5. G·U·M Pro's dentalgel sensitive	◎	—	◎	—	—
6. Merssage Hyscare	◎	—	◎	—	—
7. Check-Up rootcare	◎	—	◎	—	—
8. Gluma Desensitizer	—	◎	—	—	—
9. Desensy	—	◎	—	—	—
10. Saforide 용액 치과용 38%	—	—	◎	—	—

	지각과민	조직액 응고	피복 결정물	피복 레진	피복 GIC
11. F Varnish 치과용 5%	—	—	◎	—	—
12. Super Seal 5초	—	—	◎	—	—
13. Teethmate Desensitizer	—	—	◎	—	—
14. Teethmate AP Paste	—	—	◎	—	—
15. Nano Seal	—	—	◎	—	—
16. PRG Barrier Coat	—	—	○	◎	—
17. G-Guard	—	—	—	◎	—
18. Hybrid Coat II	—	—	—	◎ 본드	—
19. Tokuyama Shield Force Plus	—	—	—	◎ 본드	—
20. Scotchbond Universal Adhesive	—	—	—	◎ 본드	—
21. G-Premio Bond	—	—	—	◎ 본드	—
22. Clearfil Universal Bond Quick	—	—	—	◎ 본드	—
23. Fuji fil LC flow	—	—	—	○	◎
24. Clinpro XT Varnish	—	—	—	○	◎
25. Fuji VII	—	—	—	—	◎
26. MS Coat ONE	—	—	◎ 고분자막	—	—
27. MS Coat F	—	—	◎ 고분자막	—	—
28. MS Coat Hys Block Gel	—	—	◎ 고분자막	—	—

1. Shumitect series

(Glaxo SmithKline Consumer Healthcare Japan)

감각둔화

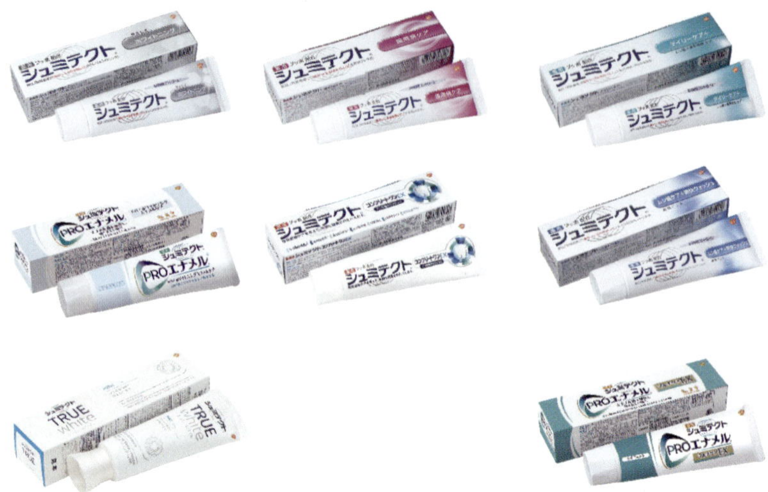

역사

'Shumitect®'은 반세기 이전인 1961년 미국에서 처음 발매된 이후, 해외에서는 Sensodyne®이라는 제품명으로 판매된 상아질지각과민증(지각과민) 전용 치약의 선구적인 상표로 유명하다.

일본에서는 1992년 '시리면 Shumitect'이라는 선전 문구를 내걸고 Shumitect이라는 상표로 발매되었다. 최근에는 산부식증이나 지각과민 환자의 증가에 더해 인상적인 텔레비전 광고와 어울려 일본에서도 널리 인정을 받고 있다.

작용 기전

'Shumitect'의 유효 성분은 질산칼륨이고, 따라서 제1장에서 서술한 바와 같이 '감각둔화'를 주요 작용 기전으로 한다(7쪽). 다시 말해서 질산칼륨이 타액 등의 수분에 의해 칼륨이온(K^+)이 되고, 그것이 치수의 지각신경 더 정확이 말하면 상아세관 내의 상아아세포 끝 주변 지각신경의 역치를 올려[1-4] 감각을 둔화시킨다. 노출된 상아세관 입구를 결정물을 이용해 물리적으로 봉쇄해 시린 것을 방지하는 것이 아니므로 주의한다.

임상 실험에 의하면 'Shumitect'을 사용하고 나서 2주 후에는 44%의 환자에서 통증의 환화를 볼 수 있었고, 4주 후에는 81%, 8주에서 12주 후에는 89%의 환자에서 증상의 개선을 보였다[5].

제품 특성

노출된 상아질은 법랑질에 비해 10배 이상 손상을 받기 쉽다고 알려져 있다[6]. 2012년 개정된 'Shumitect'

의 처방에서는 발포제 종류의 재검토를 통해 식물 계열의 야자유지방산 아미드프로필베타인으로 변경해서 상아질에 대해 자극이 더 완화되었다.

현재 'Shumitect'은 지각과민 예방을 토대로 환자의 요구에 따라 8가지 종류를 구비하고 있다.

❶ Shumitect day care+: 지각과민 방지, 우식 예방
❷ Shumitect 치주질환 care: 지각과민 방지, 우식 예방, 치주질환 예방
❸ Shumitect 착한 미백: 지각과민 방지, 우식 예방, 착색 제거
❹ Shumitect 상쾌 wash: 지각과민 방지, 우식 예방, 구강 내 세정
❺ Shumitect complete one: 지각과민 방지, 우식 예방, 치주질환 예방, 착색 제거
❻ Shumitect TRUE white: 지각과민 방지, 우식 예방, 연마제 무배합
❼ Shumitect PRO enamel 착한 미백 enamel care: 지각과민 방지, 불소화합물 고 침투, 착색 제거
❽ Shumitect PRO enamel multi care EX: 지각과민 방지, 우식 예방, 불소화합물 고 침투, 운모 배합

상아질지각과민증에 대한 대응

상아질지각과민증의 치료에서는 병태를 충분히 이해하고 정확한 감별진단과 유발요인의 특정, 원인의 제거 및 환자에 대한 적절한 관리 지도를 시행하는 것이 대전제이다. 그리고 시술은 침습도가 낮은 치료법, 그 중에서도 환자 스스로가 할 수 있는 방법을 먼저 선택하는 것에는 이론이 없다. 치약을 이용한 감각둔화는 일상 생활습관을 바꾸지 않고 환자가 스스로 할 수 있다는 측면에서도 안전하고 간편해, 치료전략 중에서 맨 처음의 선택지로 위치를 부여할 수 있다(100쪽).

다만 약제를 함께 사용한 칫솔질 정도로는 효과가 충분하지 않은 경우도 있으므로, 증상에 따라서는 지각과민 부위에 도포하거나 문질러 바르는 등의 대책도 필요하다(6~8쪽). 'Shumitect'은 증상 발현 예방을 포함해 자가관리용의 단계부터 사용하는 데는 매우 효과적인 억제제이다.

후지타니 모리오키(Fujitani Morioki)

1) Jeandot, J. et al.: Efficacy of toothpastes containing potassium chloride or potassium nitrate on dentin sensitivity. *Clinc*(French), **28**: 379~384, 2007.
2) Leight, R. S. et al.: Dentinal hyper-sensitivity: a 12-week study of a novel dentifrice delivery system comparing different brushing times and assessing the efficacy for hard-to-reach molar teeth. *J Clin Dent,* **19**: 147~153, 2008.
3) Nagata, T. et al.: Clinical evaluation of a potassium nitrate dentifrice for the treatment of dentinal hypersensitivity. *J Clin periodontol,* **21**: 217~221, 1994.
4) Salvato, A. R. et al.: Clinical effectiveness of a dentifrice containing potassium chloride as a desensitizing agent. *Am J Dent,* **5**: 303~306, 1992.
5) 永田俊彦ほか: 硝酸カリウム配合歯磨剤による象牙質知覚過敏抑制効果. 日歯周誌, **34**: 465~471, 1992.
6) Pickles, M. J.: Tooth wear. *Monogr Oral Sci,* **19**: 86~104, 2006.

2. Systema Gingiva Plus S

(라이온)

감각둔화

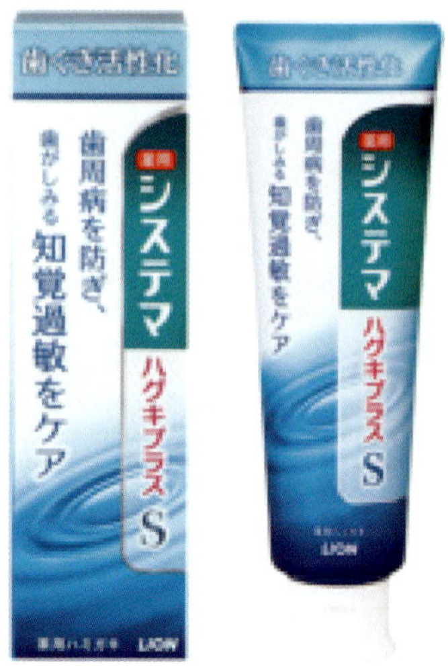

제품 개요

지각과민증의 예방을 위해서는 매일의 생활 속에서 간편하게 사용할 수 있는 치약 등의 자가관리 제품을 적절히 사용하는 것이 효과적이다.

지각과민 증상 발현의 process 중 하나로 '치태 정체→치주질환 진행→치은퇴축과 상아질 노출→지각과민증 발현→통증으로 인한 칫솔질 불량→더 많은 치태 정체→치주질환과 지각과민증의 더 심한 진행'이라는 악순환이 있다. 한편 치주질환 치료를 통해 치은이 급격히 퇴축해 지각과민 증상이 발현하는 경우도 종종 있으므로 이들에 대해 일상적인 관리가 필요하다.

'Systema Gingiva Plus S'는 지각과민증과 치주질환을 모두 예방하는 것을 목표로 한 자가관리용 치약이다. 이 제품에는 유효 성분으로 감각둔화 작용을 가진 질산칼륨이 배합되어 있는데, 그 외에도 치주질환 예방을 목적으로 이소프로필메틸페놀 및 트라넥삼산, 토코페릴아세테이트가 함유되어 있고 또한 치질 강화와 재석회화 촉진을 목적으로 불화나트륨이 배합되어 있다(그림 1).

작용 기전

앞에서 서술한 것과 같이 이 제품에는 지각과민증에 대한 유효 성분으로 감각둔화 작용을 가진 칼륨이온(질산칼륨)이 배합되어 있고, 작용 기전은 제5장의 Cox 등이 총설 논문에 발표한 그대로이다(91~93쪽).

상아세관 내의 유체유동 감수성을 약화시켜 관내 신경의 흥분을 억제시키거나[1], 상아아세포 돌기에서 산화질소의 산재성 유리기를 방출시켜 과민해진 수용기의 조절을 도모해 무통 작용에 기여한다는[2] 등

지각과민증과 치주질환을 모두 예방(자가관리용 치약)
5가지 유효 성분(KNO_3, IPMP, TXA, VE, NaF)의 작용으로 지각과민증과 치주질환을 예방한다.

① 질산칼륨(KNO_3): 감각둔화 작용으로 지각과민증을 예방
② 이소프로필메틸페놀(IPMP): 치주질환 biofilm을 침투 살균
③ 트라넥삼산(TXA): 항염증 작용으로 치주질환을 예방
④ 토코페릴아세테이트(질산토코페롤; VE): 치은활성화 작용으로 치주질환을 예방
⑤ 불화나트륨(NaF): 재석회화 촉진으로 우식을 예방

그림 1. Systema gingiva plus S의 상품 특징.

의 보고가 있다.

기타 특징

이 제품에는 질산칼륨 외에 치주 biofilm(치태)에 대한 침투 살균 효과를 가지는 이소프로필메틸페놀(IPMP) 및 항염증 성분인 트라넥삼산 등 치주질환 예방에 효과적인 성분도 배합되어 있다.

그 중에서도 IPMP는 비이온성이고 분자 내의 소수성-친수성 균형이 탁월하기 때문에, 약제가 효과적으로 작용하지 못하는 원인이라고 생각되는 biofilm에 대한 침투성이 높아 치주질환 예방에 대한 유효성도 함께 기대할 수 있다.

사용 시 주의사항과 포인트

이 책에는 동일 회사의 다른 제품으로 'Systema Sensitive Softpaste'(36쪽)도 소개하고 있는데 'Systema Sensitive Softpaste'는 치과의원 전용 발매품인 반면 'Systema Gingiva Plus S'는 약국 등의 일반 상점에서 구입할 수 있다. 이 제품 사용에 주의해야 할 포인트로는 지각과민 증상의 완화 효과가 있는 칼륨이온을 오랜 시간 환부에 머무르게 하는 것이 중요하다. 그렇기 때문에 보통의 칫솔질 후 이 제품을 환부에 20분 정도 도포해 두는 것(도중에 헹구고 다시 도포하는 것도 가능)을 며칠 반복하면 매우 효과적이다.

이상과 같이 치과의원 전용의 'Systema Sensitive Softpaste'를 first choice로 사용하고 증상이 완화된 후 환자의 자가관리로서 일상적으로 'Systema gingiva plus S'를 증상 발현 예방으로 사용하도록 지도하면 효과적이다.

후지타니 모리오키(Fujitani Morioki)

1) Pashley, D.: Dentin permeability, dentin sensitivity, and treatment through tubule occlusion. J Endod, 12(10): 465~474, 1986.
2) McCormack, K. and Davies, R.: The enigma of potassium ion in the management of dentine hyper-sensitivity: is nitric oxide the elusive second messenger? Pain, 68(1): 5~11, 1996.

3. Ultra EZ

(Ultradent Japan)

감각둔화 피복

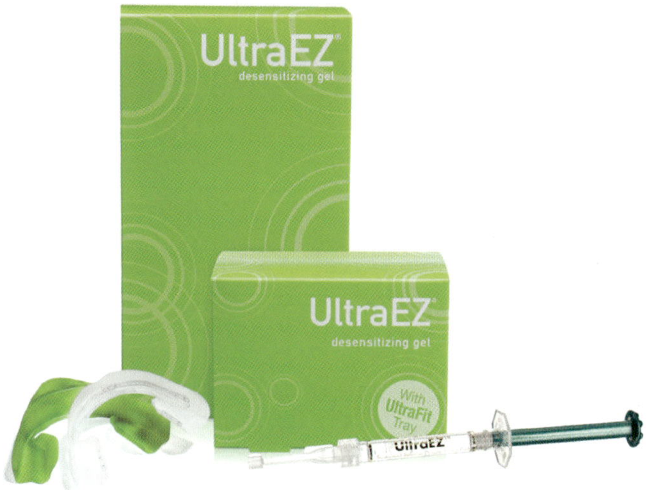

작용 기전

'Ultra EZ'는 3% 질산칼륨, 0.25% 불화나트륨을 함유한 무색, 무미, 무취의 지각과민 억제제이다. 질산칼륨에서 방출된 칼륨이온에 의한 상아세관 내 지각신경의 통각역치 상승, 다시 말해서 감각둔화를 주요 작용 기전으로 한다. 또한 상아세관의 봉쇄를 통한 지각과민 억제작용도 가지고 있고, 불화나트륨에 의한 우식예방 효과도 기대할 수 있다.

사용 방법

시린지 형태와 트레이 형태가 있는데, 시린지 형태는 맞춤 트레이(자가 미백용 트레이도 사용할 수 있다) 안에 주입해 사용한다. 젤이 미리 도포된 트레이 형태를 이용하면 맞춤 트레이는 제작할 필요가 없다.

■ 시린지 형태를 이용하는 경우

❶ 자가 미백용 트레이 혹은 맞춤 트레이 내부에 적당량의 젤을 주입한다. 편악에 대한 젤 사용량의 기준은 전체의 1/3~1/2 정도이다. 지각과민 증상 발현 부위가 일부에 국한된 경우는 해당 부위에 젤을 주입해 사용한다.

❷ 환자가 집에서 시행하는 경우는 트레이에서 흘러넘친 여분의 젤은 깨끗한 손가락이나 부드러운 칫솔로 제거하도록 치과의사가 미리 지도한다.

❸ 처치 시간은 15분~1시간으로 하고 증상이 완화될 때까지 계속 사용한다. 치료에 필요한 기간이나 적용 횟수는 환자의 증상에 따라 치과의사가 적절히 판단하고, 계속 사용은 최대 2주까지로 한다.

❹ 사용 후의 맞춤 트레이는 부드러운 칫솔로 세정해 건조한다.

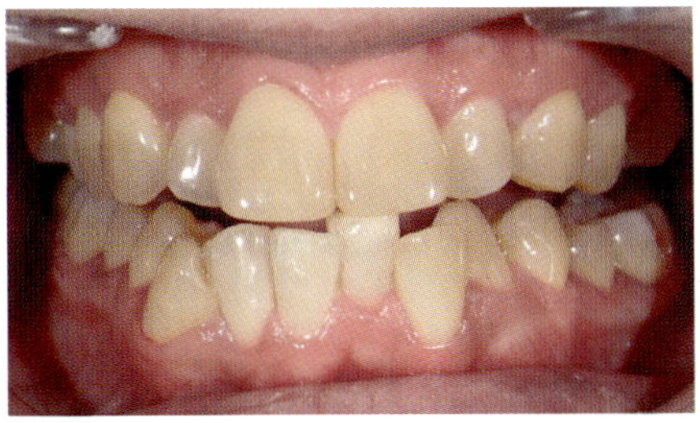

그림 1. 술전, 38세 남성. 미백을 희망.

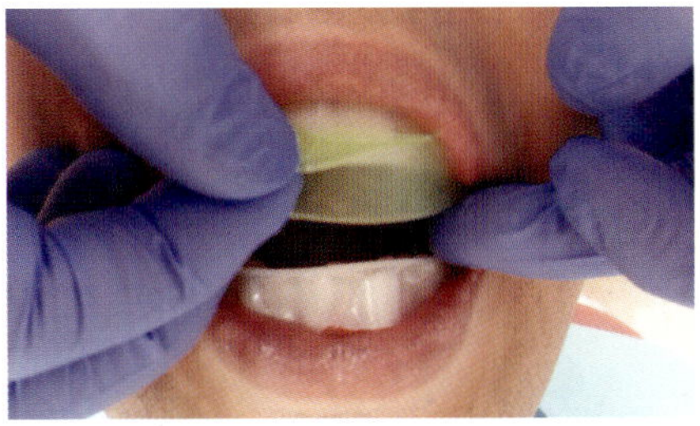

그림 2-1. 미백으로 치아가 시리다는 호소가 있어 'Ultra EZ' 트레이 형태를 사용해 진료실에서 지각과민 처치를 실시한다.

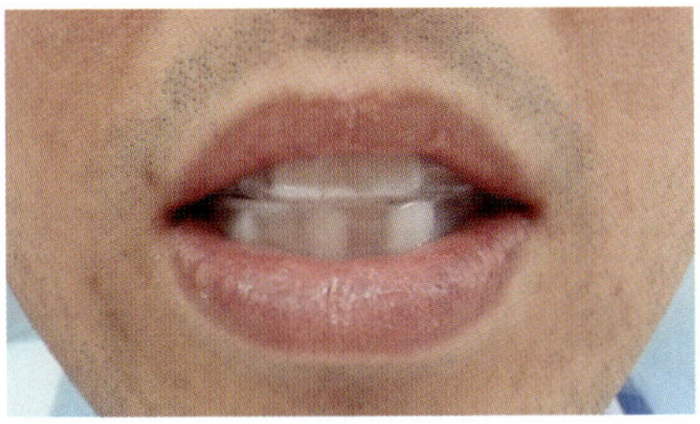

그림 2-2. 15분 정도 장착하고 귀가한다.

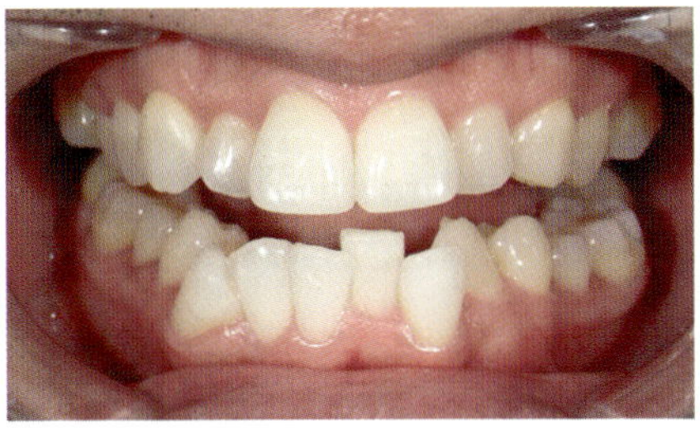

그림 3. 술후. 지각과민을 관리하고 충분한 자가 미백 효과를 얻을 수 있었다.

■ 트레이 형태를 이용하는 경우(그림 1~3)

❶ 'Ultra EZ 트레이'(녹색의 외부용기 안쪽의 투명 마우스 필름 안에 젤이 들어있다) 손잡이를 치열 중심에 맞춰 장착한다.

❷ 트레이 위를 손가락으로 가볍게 눌러 고정한다.

❸ 트레이(녹색 외부용기)를 제거한다.

❹ 마우스 필름(투명 내부 용기)이 치면에 부착한 것을 확인하고 손가락으로 누르면서 마우스 필름을 밀착시킨다. 15분~1시간 동안 장착한다.

❺ 필름을 제거한 후 칫솔질로 치아에서 젤을 완전히 닦고 물로 입안을 헹군다(내부 용기는 사용 후 폐기하고 오연이나 오음에 주의한다).

사용 포인트

❶ 미백 환자에게 사용 방법을 지도한 후 'Ultra EZ'를 도포해 두면 집에서도 빠르게 지각과민에 대응할 수 있다.

❷ 자가 미백을 시행하기 전에 사용하면 예방적으로 지각과민을 줄일 수 있다[1].

❸ 치료 효과가 보이지 않는 경우에는, 피막을 만드는 지각과민 억제제를 사용하면 미백 효과에 영향을 미치기 때문에 미백을 일시적으로 중단하도록 지도한다.

❹ 온도 자극으로 인한 지각과민을 예방하기 위해 필요에 따라 젤을 따뜻하게 해서 맞춤 트레이에 주입해도 좋다.

호사카 게이치(Hosaka Keiichi)

1) Leonard, R.H. et al.: Desensitizing agent efficacy during whitening in an at-risk population. *J Esthet Restor Dent*, **16**(1): 49-55, 2004.

4. Systema Sensitive Softpaste

(라이온 치과재료)

감각둔화 피복

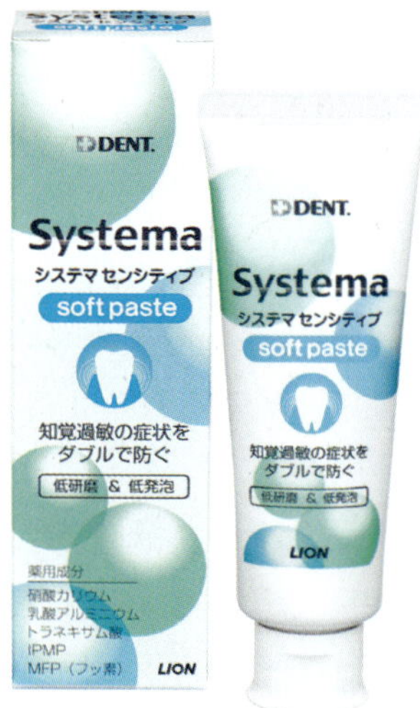

작용 기전

지각과민의 증상 발현 기전으로는, 노출 상아질의 세관 끝 부분이 어떠한 요인으로 개구해 치수까지 연통하면 여러 가지 자극으로 인해 세관 내 체액이 이동해 치수의 신경 말단이 자극을 받아 일회성 통각을 느낀다는 'hydrodynamic theory(동수역학설)'[1]이 널리 지지를 받고 있다. 체액의 이동 정도는 Hagen-Poiseuille의 법칙에 따라 세관 반경의 4제곱에 비례하므로 세관의 개구 반경을 조금이라도 줄이면 체액의 이동을 크게 감소시킬 수 있다. 그러므로 어떠한 약물로 세관의 개구 반경을 협착하는 방법은 지각과민의 완화에 효과가 있다고 생각한다.

Systema Sensitive Softpaste에 배합된 유산알루미늄은 지각과민 방지 치약(의약부외품)으로 일본에서 처음으로 인가된 제품(상품명: Dentamedics)에 선택 사용된 성분이다. 유산알루미늄은 타액에 포함된 인산이온에 반응해 물에 용해되기 어려운 성질의 콜로이드성 화합물을 형성한다. 이 배합물이 상아질 표면에 침착해 세관을 막는다(그림 1). 이러한 협착 작용을 높이기 위해 미리 일정량의 인산나트륨을 첨가한다[2](그림 2). 또한 치약 안에서는 이 화합물의 형성이 진행되지 않고(활성을 잃지 않는다), 사용할 때 타액에 희석되면 이 화합물 형성이 진행되도록 설계되어 있다.

이러한 침착·협착 작용에 의해 매일의 칫솔질로 세관 내의 체액 이동이 효과적으로 억제된다. 임상적으로도 지각과민이 완화된다는 보고가 있다[3].

기타 특징

Systema Sensitive Softpaste에는 질산칼륨도 배합되어 있다. 이 약제는 세계적으로 널리 사용되어

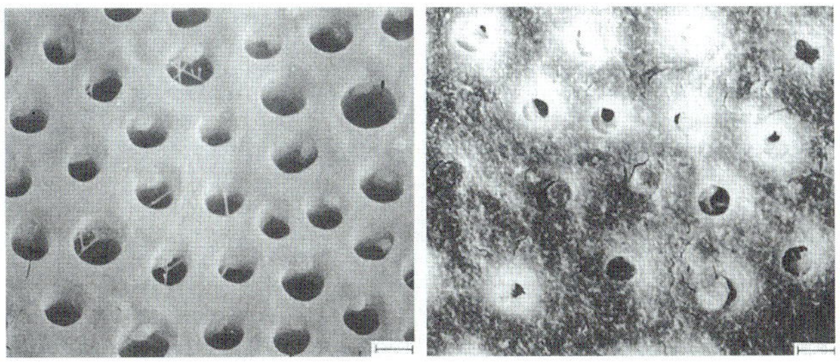

그림 1. 상아질 표면의 현미경 관찰.
왼쪽: 구연산 처리로 도말층이 제거되어 상아세관은 모두 개구하고 있다.
오른쪽: 유산알루미늄과 인산나트륨 처리로 상아세관이 협착·봉쇄되어 있다.

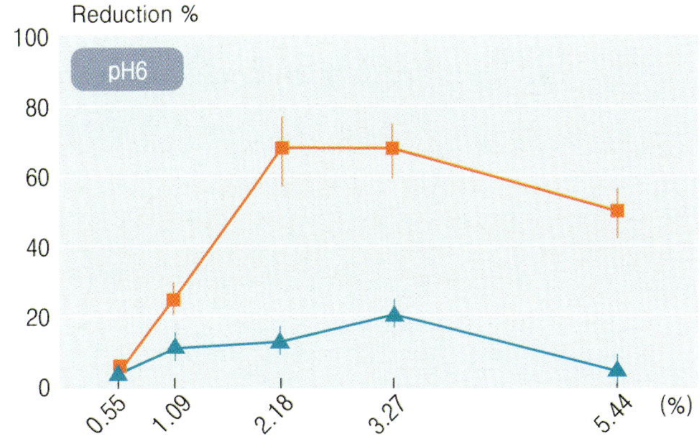

그림 2. 상아세관 내액의 통과성 억제 효과.
▲=유산알루미늄 단독
■=유산알루미늄에 인산나트륨 첨가

임상적인 효과도 보고되었다[4]. 따라서 Systema Sensitive Softpaste에는 2가지의 서로 다른 작용을 하는 약제(유산알루미늄에 의한 세관의 협착 작용, 칼륨이온에 의한 감각둔화 작용)를 통해 지각과민 완화 효과를 발휘한다.

이들 약제의 작용 기전에서 추측하면 전자는 지속성 효과, 후자는 즉효성 효과에 우수하다고 생각한다. 전자에서는 임상시험 결과가 얻어졌다는 보고도 있다. 또한 Systema Sensitive Softpaste에는 저연마성 연마제가 사용되어, 치면에 외래성 스테인 침착을 억제하면서도 노출된 상아질에 대해서는 온화한 설계이다.

참고로 이 제품은 치과의원 전용 판매품이다.

이 제품에 효과가 없는 경우

통각의 원인은 여러 가지라고 생각된다. Systema Sensitive Softpaste를 사용해도 지각과민이 완화되지 않는 경우 또는 통각이 일회성이 아니고 지속되거나 강한 통각이 있는 경우는 지각과민이 아니라 치수염, 치관균열, 치은염 또는 치주염을 의심할 수 있다. 이러한 경우는 치과의사에 의한 전문적이고 적절한 처치가 바람직하다.

나카시마 쇼지(Nakashima Shoji)

1) Brännström, M.: The hydrodynamic theory of dentinal pain: sensation in preparations, caries, and the dentinal crack syndrome. *J Endod,* 12: 453~457, 1986.
2) 中嶋省志ほか: 象牙細管の液通過性におよぼす乳酸アルミニウムの効果. 日歯保存誌, 33: 1114~1121, 1990.
3) 米田栄吉ほか: 乳酸アルミニウム含有歯磨剤による象牙質知覚過敏の抑制. 日歯保存誌, 33: 1070~1077, 1990.
4) Wara-Aswapati, N. et al.: The effect of a new toothpaste containing potassium nitrate and triclosan on gingival health, plaque formation and dentine hyper-sensitivity. *J Clin Periodontol,* 32: 53~58, 2005.

5. G·U·M Pro's Dentalgel Sensitive

(Sunstar)

감각둔화 피복

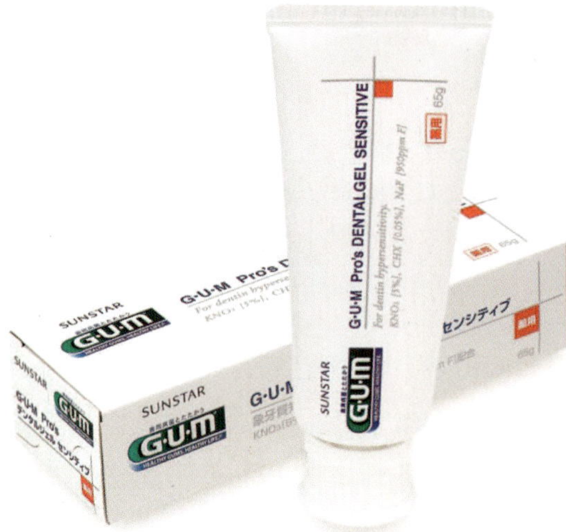

작용 기전

치주염의 진행으로 인해 치은이 퇴축되거나, 동적 치료를 거쳐 치주낭의 감소를 얻은 보상으로 치근면이 구강 내로 노출되는 증례와 종종 만난다. 이때 이 제품을 치약으로 사용하면 지각과민이 개선된다.

이 제품에는 3가지 유효 성분이 배합되어 있는데(그림 1), 그 중 질산칼륨(5%)과 불화나트륨(950ppm)이 지각과민에 대해 효과적으로 작용한다.

in vitro 실험 결과[1]에 의하면 칼륨염에는 상아세관을 폐쇄하는 효과가 없다는 점이 분명해졌다. 하지만 상아세관 내에서 세포 외액 중의 칼륨이온 농도가 증가하면 신경섬유막의 탈분극이 일어나고, 나아가 세포 외액 중의 칼륨이온이 고농도인 채로 존재하면 재분극이 되지 않아 자극에 대한 응답을 약하게 만들 수 있다는 사실이 동물실험으로 실증되었다[2]. 그러므로 칼륨이온은 치수 신경에 대한 자극 전달을 저해하여 지각과민증을 개선한다고 생각한다. 따라서 3가지 치료 전략 중에서는 '감각둔화'에 해당된다고 해도 좋다.

또한 다른 하나의 배합성분인 불화나트륨은 노출된 상아질의 재석회화를 촉진한다.

사용 방법

요즘 치과의원에서 시행하는 금연 지도의 중요성이 강조되고 있는데, 치주질환 환자에게 금연을 지도하면서 동적 치료를 통해 maintenance로 이행했을 때 급격히 치근면 우식이 많이 발생하는 경우와도 만난다. 따라서 구강 내에 노출된 치근면이 법랑질에 비해 얼마나 구조적으로 약하고 우식이 되기 쉬운지, 그리고 지각과민이 일어나기 쉬운지를 동적 치료 동안 환자에게 설명해둘 필요가 있다.

Point ❶ 효과적으로 지각과민, 치주질환을 예방한다
KNO_3, CHX, NaF의 3가지 유효 성분이 함유되어 효과적으로 지각과민, 치주질환을 예방한다

3가지 유효 성분		
	KNO_3 5% (질산칼륨)	▶ 치수신경에 대한 자극전달을 저해해 지각과민을 예방
	CHX 0.05% (염산클로르헥시딘)	▶ 치주질환 병원균을 살균해 치주질환(치은염, 치주염)을 예방
	NaF 950ppm (불화나트륨)	▶ 노출된 상아질의 재석회화를 촉진해 충치를 예방

Point ❷ 노출된 상아질에 상처를 내지 않으므로 오랜 시간의 칫솔질이 가능하다
연마제 무 배합, 저 발포성 젤이기 때문에 오랜 시간의 칫솔질에 적합하다

그림 1. G·U·M Pro's Dentalgel Sensitive의 특징.

그리고 금연 지도를 할 경우 이 제품을 추천하면 지각과민에 대응하는 질산칼륨과 항우식 작용이 있는 불화나트륨이 모두 함유되어 있으므로 환자도 안심할 수 있고, 칫솔질의 동기부여로도 이어진다.

클로르헥시딘의 효과와 주의사항

여기에 제3의 성분으로 염산클로르헥시딘(0.05%)이 함유되어 있으므로 치주질환 병원균의 활동을 억제한다. 염산클로르헥시딘은 물에 대한 용해성이 낮으므로 일반적으로 의약품 트로키 제재나 치약에 배합된다. 참고로 글루콘산염은 물에 대한 용해성이 높으므로 소독액이나 구강세정제로 사용된다. 일반적으로 강한 항균성과 광범위한 항균 스펙트럼을 가져, 특히 포도상구균 등의 그람양성균에 대해서는 저농도에서도 신속한 작용을 보인다. 한편 대장균 등의 그람음성균에 대해서도 비교적 저농도에서 작용한다. 클로르헥시딘은 양이온(kation)성이기 때문에 치면이나 구강 조직에 흡착 저류하기 쉬운 성질이 있으므로 뛰어난 치태 형성 억제 작용을 보인다. 그러나 이러한 성질 때문에 치면이나 혀에 스테인이 부착되는 경우가 있다.

이 제품은 연마제 무 배합, 저 발포성 젤이기 때문에 오랜 시간의 칫솔질에 적합할 뿐만 아니라 불필요하게 치근면을 마모시키는 일도 없어 새로운 지각과민을 예방할 수 있다. 그러나 연마제 무 배합이기 때문에 함유된 클로르헥시딘에 의한 착색이 보이는 경우도 있다. 이러한 경우는 정기적인 maintenance를 위해 내원했을 때 polishing하면 좋을 것이다.

다카야마 신이치(Takayama Shinichi)

1) Pashley, D.H. et al.: Dentin permeability: Effects of desensitizing dentifrices *in vitro*. *J Periodontol*, 55: 522~525, 1984.
2) Kim, S.: Hypersensitive teeth: Desensitization of pulpal sensory nerves. *J Endod*, 12: 482~485, 1986.

6. Merssage Hyscare

(Shofu)

감각둔화 피복

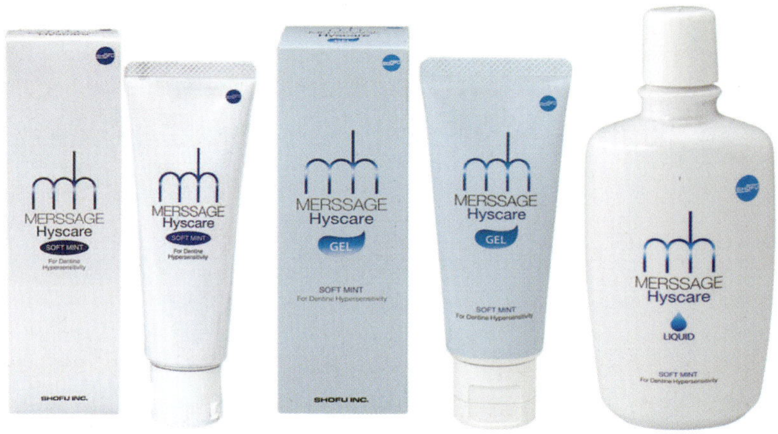

제품 개요

Merssage Hyscare는 PMTC 관련 상품인 Merssage 시리즈의 일종으로 지각과민 예방치약으로 시판된다.

작용 기전

Merssage Hyscare의 약용성분은 질산칼륨, 유산알루미늄, 마크로골400, 불화나트륨, β-글리시리진산이다.

질산칼륨은 노출된 치수신경 주위에 칼륨이온을 공급해 나트륨이온이 세포 내로 유입돼 탈분극이 생기는 것을 억제하는 작용 또는 P 물질(substance p)의 방출을 억제하는 작용을 통해 통각역치를 상승시킨다고 이야기한다. 유산알루미늄은 개구된 상아세관을 봉쇄해 세관 내액의 이동을 억제하여 통증이 생기는 것을 막는다. 따라서 이 제품은 지각과민 치료 전략에서는 '감각둔화' 및 '피복'의 2가지에 해당한다.

마크로골400은 담뱃진이나 색소성 침착물을 용해하는 작용이 있으므로 세정 보조에 도움을 준다. 불화나트륨은 치질 강화나 우식 예방 작용이 있다. β-글리시리진산은 감초 뿌리에서 얻어진 것으로 항염증작용, 항알레르기작용, 세균 발육저지작용을 가지므로 치주질환 예방에 효과가 있다.

이상의 성분에서 알 수 있듯이 Merssage Hyscare는 단지 지각과민의 예방뿐만 아니라 우식이나 치주질환의 예방에도 효과가 있는 치아의 토털 케어를 지향하는 제품이라고 할 수 있다.

사용 방법

보통의 치약으로서 통법대로 특별한 주의사항 없이 사용할 수 있다. 거품도 적고 소프트민트의 상쾌하고 고급스런 맛과 향이 있어 사용감이 매우 양호하다.

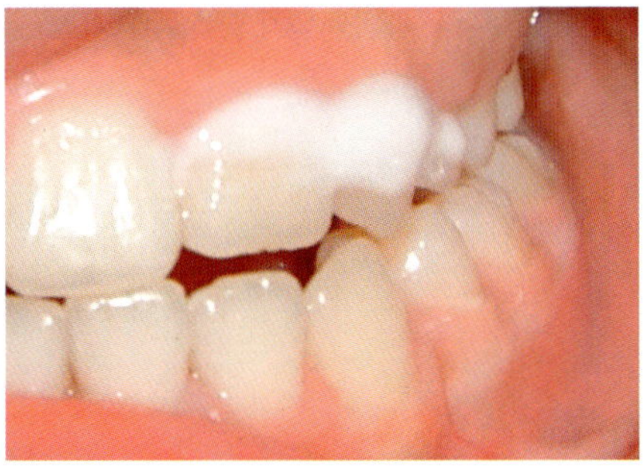

그림 1. 도포법의 사용 예.

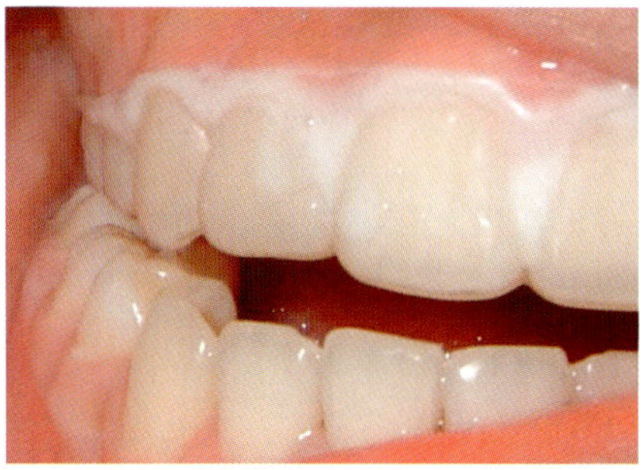

그림 2. 트레이를 응용하는 방법.

지각과민 부위에 바르는 약처럼 사용할 때는 면봉 등을 이용해 환부에 도포한 후 5분 정도 방치하고 나서 구강 내를 충분히 세정한다(그림 1).

자가 미백 증례에서는 치약으로서 사용하는 방법 이외에도 자가 미백 후 미백제를 대신해 지각과민이 생긴 부근에 해당하는 맞춤 트레이 내부에 넣거나, 예방 목적으로 트레이 전체에 이 제품을 소량 넣어 구강 내에 30분 정도 장착한다(그림 2). 그 후 구강 내를 충분히 세정한다.

Merssage Hyscare는 연마제로 무수케인산과 결정셀룰로오스를 함유하고 있는데, 연마제를 함유하지 않은 액체 형태, 젤 형태가 새로 추가되었다. 액체 형태는 구강 내의 구석구석까지 퍼지기 쉬우므로 초 초음파칫솔이나 전동칫솔과 더 잘 어울리게 되었다. 젤 형태는 치면에 정체하기 쉬운 도포법이나 트레이를 이용하는 방법으로 사용하기 편하고, 치주치료 후 또는 미백 후의 지각과민에 적합하다.

적응 증례

치은퇴축으로 인해 생긴 치근면의 노출, 경도의 법랑질 상실을 동반한 마모증, 경도의 법랑질 균열 등으로 인해 생긴 지각과민, 미백 후의 지각과민, 치주치료 후 경도의 지각과민 등이 적응증이라고 생각된다.

이 제품은 지각과민의 자가관리에 사용하는 것으로 1주일 정도 사용해도 개선이 보이지 않는 증례 또는 치수염과 감별이 필요할 정도로 증상이 심한 증례 등은 전문가관리가 필요하다. 또한 치주치료 후 지각과민 등의 증례에서는 자가관리와 전문가관리를 병행할 필요가 있는 경우도 있다. 모든 증례에서 먼저 치과의사가 지각과민의 원인을 규명해 증례에 적합한 대처법을 선택하는 것이 매우 중요하다고 생각한다.

참고로 필자는 전문가관리에 HYC(Shofu)를 즐겨 사용한다. 지각과민 억제제로서 개발된 재료는 아니지만 다수의 약리효과가 있는 HY재(탄닌, 불소화합물 합재)를 약효 성분으로 배합하고 있고 조작이 간단하며, 치질에 접착하는 성질이 있고, 심미성은 없지만 뛰어난 지각과민 억제 효과를 보인다. 그리고 단지 지각과민 치료약으로뿐만 아니라 상아질지각과민증과 치수염을 감별진단을 할 때도 응용할 수 있다.

데라타 린타로(Terata Rintaro)

7. Check-Up rootcare

(라이온 치과재료)

감각둔화 피복

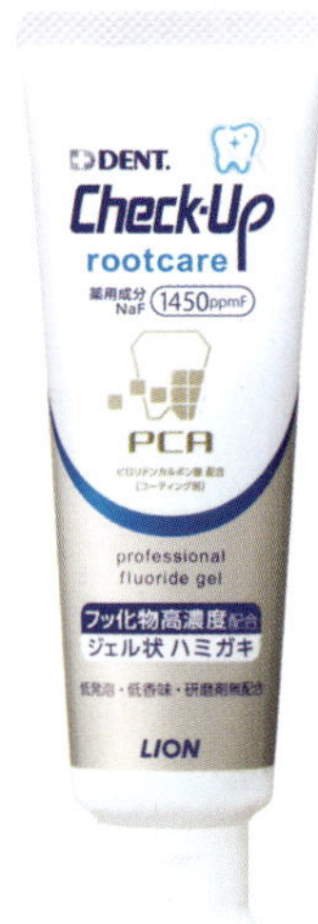

제품 개요

이 제품은 지각과민증 및 치근면 우식을 2중으로 예방하는 것을 목적으로 한 자가관리용 치약(치과의원 전용)으로 다음의 3가지 유효 성분이 배합되어 있다. ① 감각둔화작용을 가진 질산칼륨, ② 상아질 표면의 재석회화에 의한 치근면 우식 예방 및 상아세관의 봉쇄작용에 의한 지각과민 억제 효과를 기대할 수 있는 불화나트륨, ③ 구강 내 부유균의 항균작용을 가진 염화세틸피리디움(CPC)이다. 또한 불화나트륨의 노출 치근면에 대한 체류촉진 효과가 있다고 알려진 피로리돈카르복시산(PCA)이 배합되어 있는 것도 특징이다(그림 1).

작용 기전

지각과민증에 대한 유효 성분으로 감각둔화작용을 가진 질산칼륨이 배합되어 있다. 그 작용 기전의 상세한 것은 제5장에 제시한 것과 같으나(86쪽), 질산칼륨이 타액의 수분에 의해 칼륨이온으로 유리되어 상아세관 내의 유체유동의 감수성을 약화시키고 관내신경의 흥분을 억제하는 작용이 있다는 보고가 있다[1].

또한 고농도의 불화나트륨(1,450ppmF)이 상아질 표면의 재석회화(fluoroapatite 생성)를 촉진하는 작용과 함께 상아세관의 개구방지(봉쇄)에 의해 외래 자극을 차단해 지각과민을 억제하는 작용을 기대할 수 있다.

기타 특징

이 제품에는 질산칼륨의 감각둔화작용과 불화나트륨에 의한 노출 상아질의 재석회화라는 기본 기능에

지각과민증과 치근면 우식을 2중으로 예방(자가관리용 치약)

유효 성분

① 질산칼륨(KNO_3) ➡ 세관 내 신경의 흥분을 억제해 지각과민 예방(감각둔화작용)
② 불화나트륨(NaF) ➡ 상아세관의 개구 방지에 의한 지각과민 억제(재석회화작용)
③ 염화세틸피리디움(CPC) ➡ 구강 내 부유균의 증식을 억제(항균작용)

기타

① 피로리돈카르복시산(PCA) ➡ 상아질의 탈회 및 상아질 콜라겐의 분해 억제, 각종 이온의 체류 촉진 효과
② 연마제 무배합, 저발포, 저향미이므로 상아질에도 친화적이고, 소량으로 입을 헹구거나 소량의 도포가 가능

그림 1. Check-Up rootcare의 특징.

더해, 불소화합물과 함께 사용함으로써 효과적인 치근면 우식 예방 효과를 기대할 수 있는 PCA가 배합되어 있다.

다시 말해서 *in vitro* 연구[2,3]에서, PCA는 불소화합물과 함께 사용하면 상아질의 탈회 억제 효과에 더해 상아질 콜라겐의 분해 억제 효과도 있다는 것이 분명해졌다.

그리고 PCA는 상아질 콜라겐에 흡착되기 쉬운 성질을 가지므로 노출 치근면에 대한 불소화합물 이온의 체류가 증가해 칼슘염 침착 촉진에 의한 재석회화와 지각과민의 억제 효과가 강화된다고 생각된다. 한편 질산칼륨에서 유래한 유리 칼륨이온의 PCA 체류 촉진 효과는 현시점에서 확인되지 않았다.

사용 시 주의사항과 포인트

지각과민 증상을 완화하는 칼륨이온, 노출 치근면의 탈화를 억제하는 불소화합물을 오랜 시간 환부에 머무르게 하는 것이 중요하다. 그러기 위해서는 칫솔질 후 입을 헹구는 물의 양을 소량(한 번에 15mL 정도)으로 하는 것이 효과적이다. 이 제품은 저발포, 저향미이므로 적은 양의 물로 무리 없이 입을 헹굴 수 있다.

그리고 보통의 칫솔질 후에 이 제품을 약 20분 동안 치근면에 발라두는 것(도중에 헹구고 다시 발라도 좋다)을 며칠 반복하면 매우 효과적이다.

또한 이 제품은 연마제 무배합의 젤 타입이므로 상아질을 부드럽게 닦을 수 있는 한편, 스테인 등에 의한 착색을 보이는 경우가 있다. 이때는 정기적인 maintenance 과정에서 스테인을 제거할 필요가 있다.

이 제품에는 고농도의 불소화합물(1,450ppm)이 함유되어 있으므로 6세 미만 어린이의 사용은 피하도록 주의할 필요가 있다.

후지타니 모리오키(Fujitani Morioki)

1) Pashley, D.: Dentin permeability, dentin sensitivity, and treatment through tubule occlusion. J Endod, **12**: 465~474, 1986.
2) 藤川晴彦ほか: ピロリドンカルボン酸による象牙質コラーゲンの分解抑制, および象牙質の脱灰抑制に関する検討. 第138回日本歯科保存学会, 福岡, 2013.6.27.~28.
3) 井上志磨子ほか: ピロリドンカルボン酸による象牙質コラーゲンの分解抑制, および象牙質の脱灰抑制に関する検討(第2報). 第143回日本歯科保存学会, 東京, 2015.11.12.~13.

8. Gluma Desensitizer

(Kulzer Japan)

조직액 응고

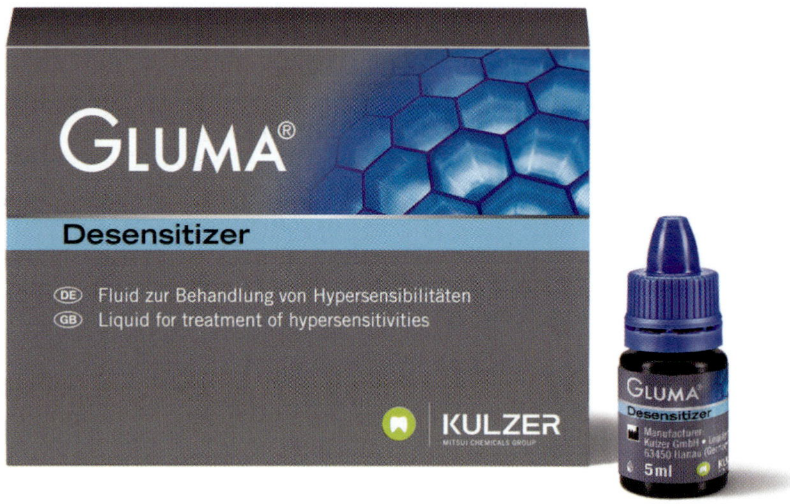

작용 기전

Gluma Desensitizer는 35% HEMA 수용액에 5% 글루타르알데히드를 첨가한 레진 계열의 지각과민제이다.

원래 이 용액은 현재의 상아질 접착 시스템의 창시인 Gluma 시스템(바이엔 사: Kulzer Japan 사의 전신)에서 탈회된 상아질에 대한 프라이머(primer)로 개발·사용되어 온 것이다. 글루타르알데히드 용액은 친수성이나 침투성이 풍부해 뛰어난 유기질 고정제로서 조직의 응고에 이용되었다. 또한 마찬가지로 친수성이 풍부한 HEMA와 공존하는 경우에는 상아질의 깊은 부분까지 침투해 단백질 응고작용을 발휘한다.

그림 1은 글루타르알데히드와 HEMA를 혼합한 용액을 상아질에 침투시킨 경우의 SEM상인데, 상아세관 내가 대나무의 마디와 같은 구조를 보이는 것이 특징이다. 이는 상아세관 내로의 침투와 세관 내 유기질의 응고가 반복해 일어나기 때문이라고 생각된다.

지각과민이 생긴 상아질 표면에는 많은 상아세관이 개구되어 있는 것으로 알려져 있는데, Gluma Desensitizer를 환부에 도포하면 개구된 상아세관 안으로 재빨리 침투해 세관 내부의 조직액이나 단백질을 응고·고정함으로써 자극의 전달 경로를 차단해 지각과민을 억제한다고 생각된다.

장점 및 주의사항

일반적으로 레진 계열 재료의 경우 아세톤이나 알코올 등의 용매가 함유되어 있으므로 도포 후 air blow에 의해 휘발·탈수가 생겨 새로운 자극을 일으키기 쉽다. 또한 경화시키기 위한 광조사가 필요하다. 그리고 제품에 따라서는 경화 후의 두께나 표면 미중합층의 영향으로 치태의 정체를 초래하기 쉽다는 단점이 있다. Gluma Desensitizer에는 휘발성의 용매가 함유되어 있지 않고, 또한 중합성도 좋으므로 다른 레진 계열 재료와 같이 광조사를 할 필요가 없다. 그리고 도포 후에는 재빨리 상아질에 침투하기 때문에 두께가 생기지 않는다는 장점이 있다.

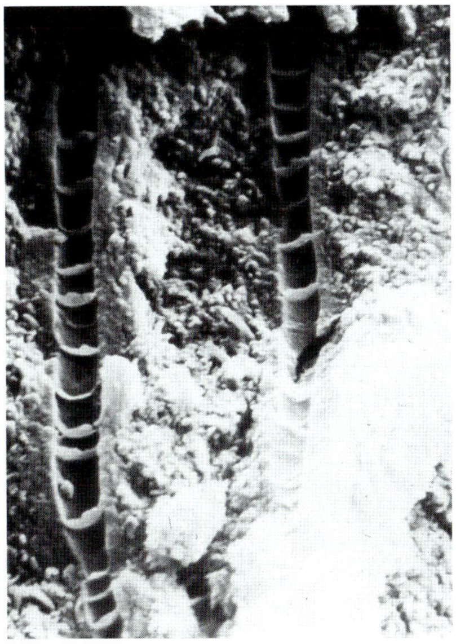

그림 1. 글루타르알데히드/HEMA 용액을 침투시킨 상아질의 SEM상.

한편으로는 HEMA 등의 레진 모노머에 의한 접촉성 알레르기를 일으키기 쉬운 환자에게는 사용할 수 없고, 글루타르알데히드의 독성이나 유기질 응고작용으로부터 치은을 보호하는 등 주의가 필요하다. 따라서 방습이나 치은배제가 불가능한 증례나 치은연하 치주낭 내의 노출된 치근면에 지각과민 부위가 존재하는 경우에는 사용할 수 없다. 반대로 마모 부위나 치은퇴축으로 인해 노출된 치근면에 생긴 지각과민에는 매우 효과가 있다.

사용 방법

치은이나 점막에 용액이 묻지 않도록 주의를 기울여야 한다. 환부 표면을 청소, 세정 후 러버댐 방습법 등으로 주위의 치은을 배제하거나 보호한다. 러버댐 방습법 이외의 보호법으로는 바셀린(예: 미백에 이용하는 블루바셀린) 등이 효과가 있다고 생각한다. 그 후 Gluma Desensitizer 용액을 마이크로 브러시나 작은 cotton pallet을 이용해 환부에 15초 동안 바르고, 45초를 더 방치한 후 가볍게 air blow한다. 이때 suction을 대 여분의 용액이 흩어져 날아가지 않도록 주의한다. 바른 후에는 그 부위를 충분히 수세한다. 필요하면 몇 차례 반복해서 바른다.

결론

Gluma Desensitizer는 글루타르알데히드와 HEMA를 함유한 수용액으로, 침투성이 뛰어나고 즉시 효과가 있는 상아질지각과민 억제제이다. 그러나 글루타르알데히드의 독성이나 점막에 대한 자극성을 충분히 숙지하고, 치은점막을 충분히 보호한 후에 사용할 필요가 있다.

우노 시게루(Uno Shigeru)

9. Desensy

(일본치과약품)

조직액 응고

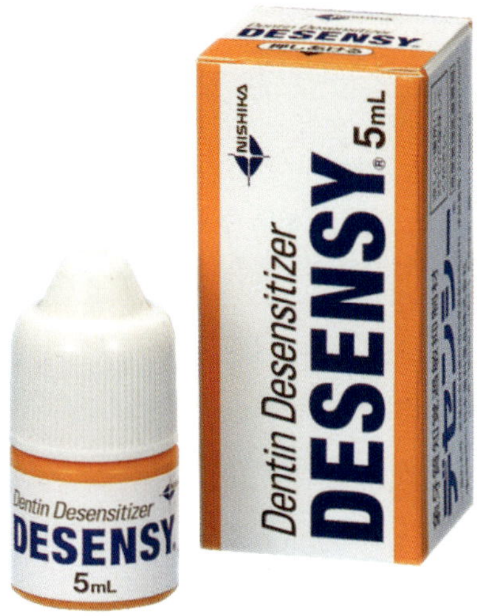

작용 기전

Desensy는 단백질 응고작용이 있는 글루타르알데히드와 친수성 모노머; 2-HEMA를 함유한 수용액이다. 글루타르알데히드는 상아세관 내 조직액 안의 단백질을 응고시키고, 응고된 내에서는 2-HEMA가 혐기중합하기 때문에 상아세관 내에 강하고 단단한 고체막이 생긴다[1,2](그림 1). 이 고체막에 의해 상아세관 내 조직액의 이동이 제지되어 지각과민을 억제한다. 3가지 치료 전략 중에서는 '상아세관 내 조직액을 응고시킨다'에 해당한다.

사용 방법

Desensy의 사용 방법을 그림 2에 보인다. Desensy는 문질러 바를 필요가 없고 도포 후 방치하면 상아세관 안으로 200μm 정도 침투한다[2]. 수세를 통해 가장 바깥층이 씻겨내려도 상아세관 내 깊은 부분의 Desensy는 제거되지 않는다고 추측된다. 효과가 없을 때는 그림 2의 조작을 반복하면 높은 효과를 기대할 수 있다.

적응 증례

Desensy는 치면에 결정이나 피막을 형성하지 않아 보철물의 적합성이나 레진의 접착성에 악영향이 없으므로, 생활치 형성 후의 지각과민에 가장 적합한 재료라고 할 수 있다. 인상을 채득할 때, 보철물을 조정할 때 또는 접착할 때 사용하면 확실한 효과를 기대할 수 있다.

저자 등[2]은 기본 치주치료를 통해 치은이 퇴축해 지각과민 증상이 나타난 환자 22명에게 Desensy를 바르고 객관적평가법(Visual Analogue Scale)을 이용해 평가했다. 도포 조작(15초 동안 도포, 45초 동

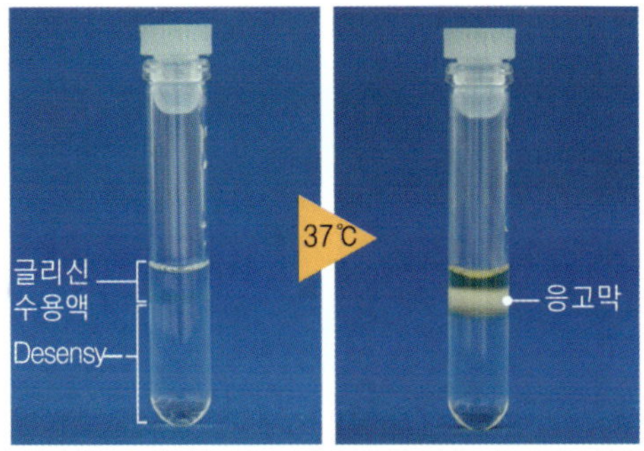

그림 1. 상아세관 내 봉쇄의 모습. 글리신 수용액(단백질을 구성하는 아미노산의 일종)과 Desensy를 접촉시키면(왼쪽), 두 용액의 접촉 부위에 강하고 단단한 고체막이 생긴다(오른쪽). 이 고체막에 의해 상아세관 내가 봉쇄된다.

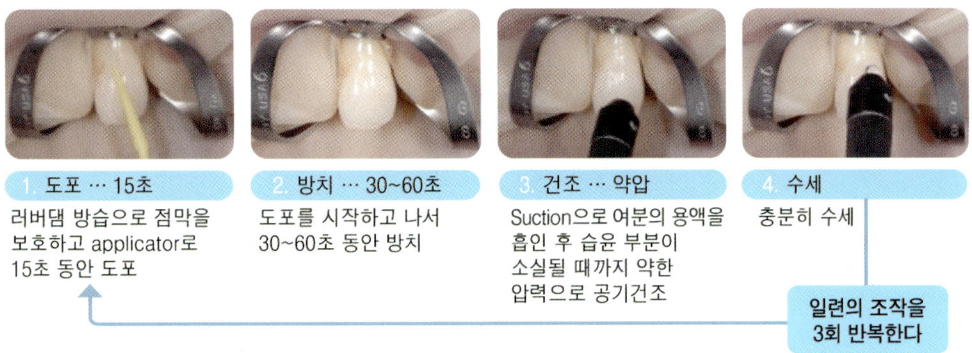

그림 2. Desensy의 사용 방법.

안 방치, 건조, 수세)을 3회 반복해서 도포 전 통증의 약 83%가 개선된 결과를 보였다.

또한 야마우치(Yamauchi)[3]는 생활치 형성 후, 임시 크라운을 임시부착하거나 가봉 중에 지각과민을 느낀 환자 17명(인레이: 7개 치아, 크라운: 34개 치아, 파절치: 1개 치아)에 대해 Desensy를 15초 동안 도포, 30초 동안 방치, 건조, 수세의 조작을 3회 반복했을 때 냉수통이 감소했다고 보고했다.

주의사항 등

Desensy는 개구된 상아세관의 봉쇄를 목적으로 하는 것이므로 치수염을 직접 진정시키는 효과는 없다. 따라서 Desensy를 효과적으로 사용하기 위해서는 치수염과의 감별진단이 중요하다.

또한 글루타르알데히드를 함유하고 있으므로 점막에 부착하면 화상처럼 따끔거리는 느낌이 생기는 경우가 있다. 입술점막이나 협점막에 부착한 경우는 곧바로 세정한다. 이러한 부작용을 피하기 위해 점막에 묻을 정도로 많은 양의 용액을 도포하는 것은 피하고, 용액이 점막으로 흩어 날아가지 않도록 suction으로 여분의 용액을 흡인한 후 약한 압력의 공기로 건조(표면의 광택 부분이 사라질 때까지)한다.

무라오카 고스케(Muraoka Kosuke), 나카시마 게스케(Nakashima Keisuke)

1) Qin, C. et al.: Spectroscopic investigation of the function of aqueous 2-hydroxy-ethylmethacrylate/glutaraldehyde solution as a dentin desensitizer. Eur J Oral Sci, **114**: 354~359, 2006.
2) 村岡宏祐ほか: 知覚過敏抑制材「デセンシー®」の概要と術式, 臨床効果について. 日本歯科評論, **68**: 147~152, 2008.
3) 山内六男ほか: 形成後の冷水痛に対する新規知覚過敏抑制材の臨床的効果. 日本歯科産業学会誌, **23**: 38~42, 2009.

10. Saforide 용액 치과용 38%

(BEE BRAND MEDICO DENTAL)

피복

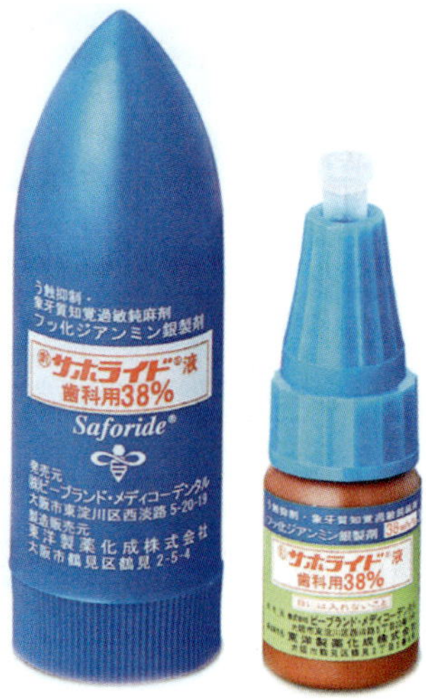

제품 개요

Saforide는 38% 불화디아민[$Ag(NH_3)_2F$] 수용액이다. 질산은과 불소화합물의 특징을 겸비하고 있어 은이온과 불소화합물 이온이 치질의 유기질 및 무기질에 각각 작용해 단백은, 인산은 및 불화칼륨을 생성한다. 이들이 가진 재석회화의 촉진, 상아세관 봉쇄, 항균성, 항효소성, 치태 억제 등의 기초적 효과에 의해 우식 예방, 우식의 진행억제, 2차우식 억제, 근관소독, 치수보호, 감각둔화 등의 임상적 효과를 개대할 수 있다고 알려져 있다(그림 1).

작용 기전

Saforide는 1960~1970년대 야마가(Yamaga) 등에 의해 일본에서 만들어진 최초의 치과용 약제이다. 이 제재는 치아를 검게 염색하는 탄닌산 제2철의 우식 예방효과에서 힌트를 얻어, 당시 우식의 발생과 진행 억제에 효과가 있다고 알려진 질산은을 이용한 은도금법이나 1,000ppm 이상의 고농도 불소화합물을 이용한 도포법의 단점을 해결하기 위해 치아의 칼슘이나 인산을 용해시킬 우려가 없고 치아의 표면에 단백은, 인산은 및 불화칼슘을 생성해 치아의 단백질과 인산칼슘을 용해시키기 어렵게 만든 것이다(그림 1).

이처럼 불화디아민은은 치질 중의 단백질을 응고시켜 고정하고, 무기질과 작용해 칼슘이온이나 인산염기를 유실하지 않으며, 생성된 인산은과 불화칼슘은 치질에 대한 은과 불소화합물의 공급원이 된다. 1970년대 범람했던 소아의 다발성 우식(rampant caries)에 이 제재가 '충치의 진행을 멈추게 하는' 진가를 발휘했다.

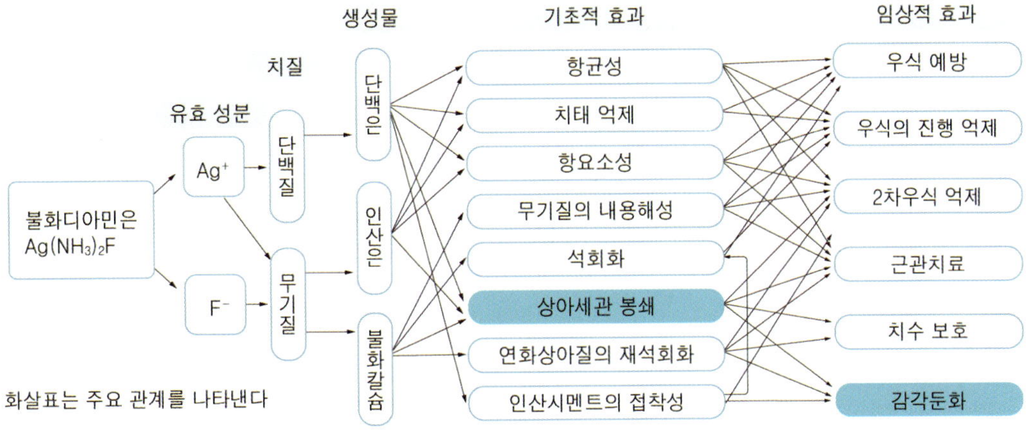

그림 1. 불화디아민은 'saforide'의 감각둔화 효과의 설명도[1,2].

이 제재의 임상적 효과가 맨 처음 확인된 것은 지각과민 억제작용이다. 불화디아민은에 의한 상아세관 봉쇄가 작용 기전이라고 알려져 있다(그림 1). 약제 도포 직후에는 은이온에 의해 단백은이 형성되어 단백질을 응고함으로써 상아세관 내액의 이동이 억제되고 외래 자극의 전달이 억제된다. 나아가 F^-(불소화합물 이온)의 석회화 촉진작용에 의해 서서히 상아세관이 협착, 봉쇄되어 물질 투과성이 저하된다. 그 효과는 오랜 기간 지속된다고 알려져 있다.

사용 방법 및 사용 시 주의사항

사용법은 아주 간단하다. 건조된 치면에 약액을 적신 미니브러시로 3~4분 동안 도포하고, 수세하거나 입을 헹군다. 한 번의 도포로 효과가 약할 때는 2~3일 간격으로 3~4회 정도 반복한다. 또한 이 약제는 우식병소를 검게 변화시키므로 사전에 환자나 가족에게 설명해 양해를 구할 필요가 있다.

이 제재는 19세기의 우식 범람기에 이루어진 풍부한 기초적·임상적 연구의 축적이 있다. 그 후 21세기에 들어 해외의 연구자에 의해 기초적·임상적 연구가 이루어져 유치의 우식이나 고령자 치근면 우식의 1차 및 2차 예방에서 비용 대비 효과가 뛰어난 재료로서 세계적으로 높이 평가되고 있다. 초고령 시대의 '성인의 rampant caries'라고 할 수 있는 돌봄이 필요한 고령자나 방사선 구강건조증 환자 등의 다발성 치근면 우식 관리의 측면에서 이 제재가 다시 활약하게 될 것이다.

후쿠시마 마사요시(Fukushima Masayoshi)

1) 山賀禮一ほか監修: フッ化ジアンミン銀とその応用. 医歯薬出版, 東京, 1978, 2~11, 177~184.
2) 山賀禮一ほか: フッ化ジアンミン銀応用の手びき. 医歯薬出版, 東京, 1996, 2~17.

11. F Varnish 치과용 5%

(BEE BRAND MEDICO DENTAL)

피복

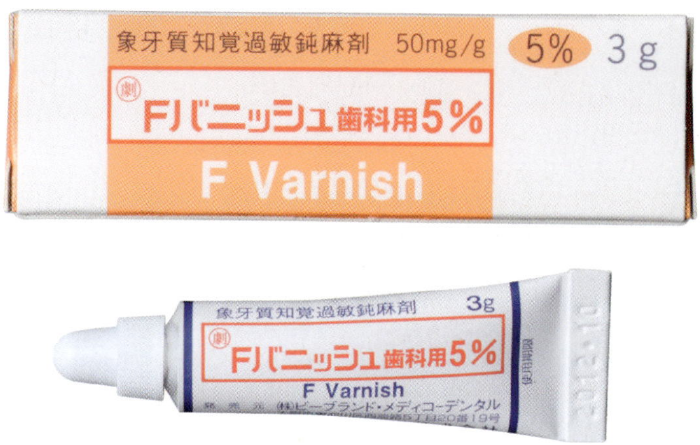

제품 개요

지각과민에 대한 처치에서는 즉시 효과를 기대하는 치료방법을 선택하는 경우가 많다. 또한 지각과민 환자에게 충전 혹은 발수를 피하고 싶은 것이 솔직한 심정이다. 여기서는 생체가 가진 수복 능력을 이용해 상아세관을 막음으로써 노출 상아질의 표면에서 자극을 차단하는 감각둔화 효과가 있는 F Varnish를 소개한다. F Varnish는 베이스 성분 1g 안에 불화칼슘 50mg을 함유한 현탁제의 의료용 의약품이다.

작용 기전

상아세관을 코팅하는(막는) 작용을 통해 물리적으로 외래 자극을 차단하고, 그 후 F Varnish 안에 함유된 불화나트륨이 타액의 침입으로 녹아 나와 상아질의 칼슘과 작용해 불화칼슘이 생성된다. 불화칼슘은 서서히 녹아 나와 상아질 표면에 fluoroapatite를 생성하기 때문에 상아질 표면의 재석회화가 일어나고, 상아세관이 봉쇄되어 외래 자극을 차단해 감각둔화 효과를 발휘한다고 생각된다. 그리고 F Varnish 안의 불소화합물이 상아질에 접착해 치질을 강화하고 우식 예방효과도 기대할 수 있다는 사실이 확인되었다.

사용 방법

지각과민은 치은퇴축이나 칫솔질 불량에 의해 증상이 나타나는데, 실제로는 교합성 외상에 의해 생기는 경우가 많다. 따라서 순서도(그림 1)에 따라 진단한 후 임상에 응용하는 것이 바람직하다. 다시 말해서 조기접촉이나 교두간섭이 보이는 증례에서는 무턱대고 F Varnish를 바르는 것이 아니라 교합조정이 선행되어야 한다.

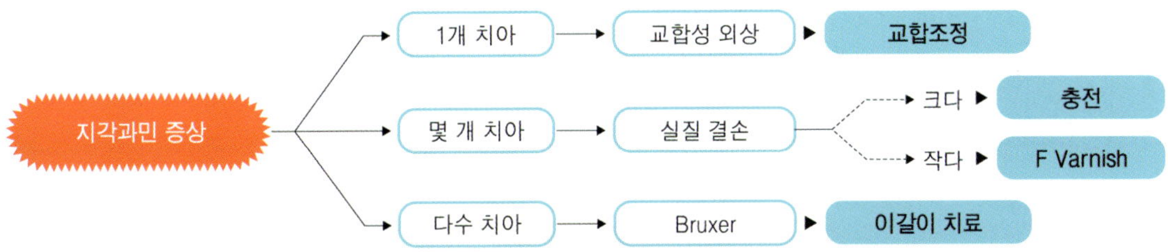

그림 1. 진단의 순서도.

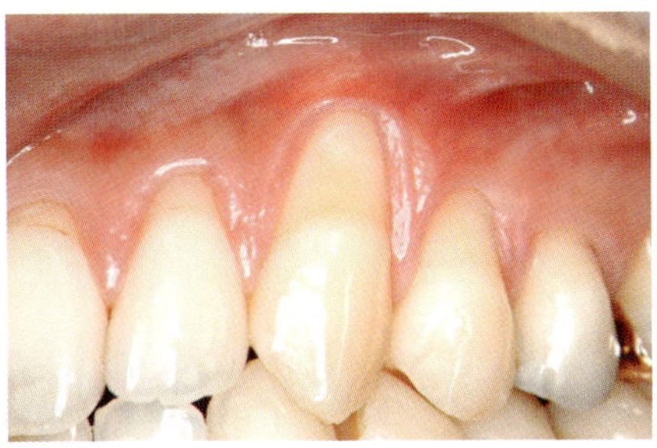

그림 2. 치경부 지각과민.

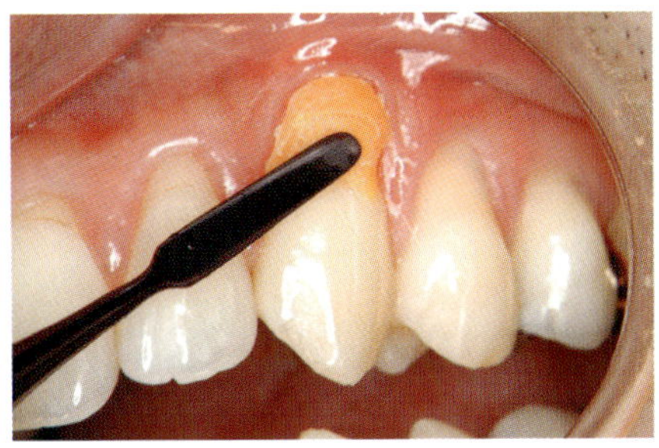

그림 3. F Varnish 도포.

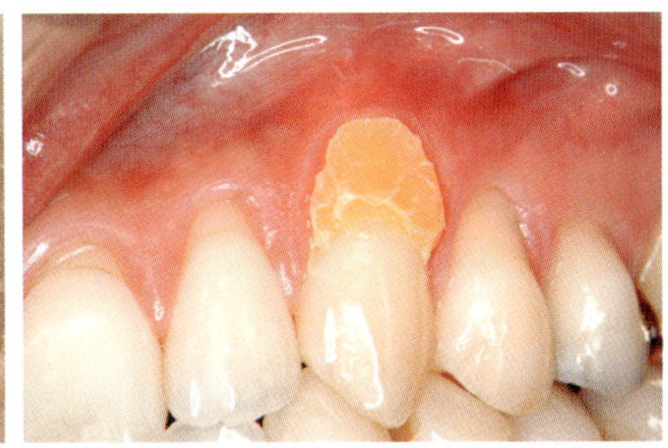

그림 4. 표면 경화 후.

아래에 사용 방법을 순서에 따라 설명한다.

❶ 환치의 표면을 청소하고 간이 방습 후 건조시킨다(그림 2).

❷ 지각과민 부위를 F Varnish로 덮고 충전기로 형성한 후(그림 3), 물을 적신 cotton pallet으로 F Varnish를 가볍게 눌러 표면을 경화시킨다(그림 4). 이때 너무 두껍게 도포할 필요는 없다.

❸ F Varnish를 도포한 후 가능하면 환부에 4~6시간 유지되도록 식사 시간을 늦추는 등의 주의를 기울인다. 혹시 떨어지면 뱉어내도록 한다.

❹ 도포 횟수는 맨 처음, 1주 이내, 10일 후의 3번 정도가 필요하다. 또한 일정한 효과를 얻는 경우에도 follow up 치료는 반드시 필요하다. Follow up 치료에 불소화합물 배합 치약인 캬나리나 900Pw를 사용하면 불소화합물에 의한 상아세관의 봉쇄를 더 강력하게 만들기 때문에 함께 사용하는 것이 좋다.

사용 시 주의사항

교합성 외상을 가진 치아의 지각과민에서 F Varnish를 바르는 것은 제1선택이 되지 않는다. 또한 불화칼슘을 생성하는 데 시간이 걸리기 때문에 즉시 효과를 기대하는 증례에 대해서는 적용하지 않는다.

결론

교합성 외상과 감별할 수 있으면 F Varnish는 지각과민 증상을 충분히 소실 또는 줄일 수 있고, 상아질을 강화해 항우식성의 향상을 기대할 수 있다.

아라키 히사오(Araki Hisao)

12. Super Seal 5초

(모리무라 / 에이코)

피복

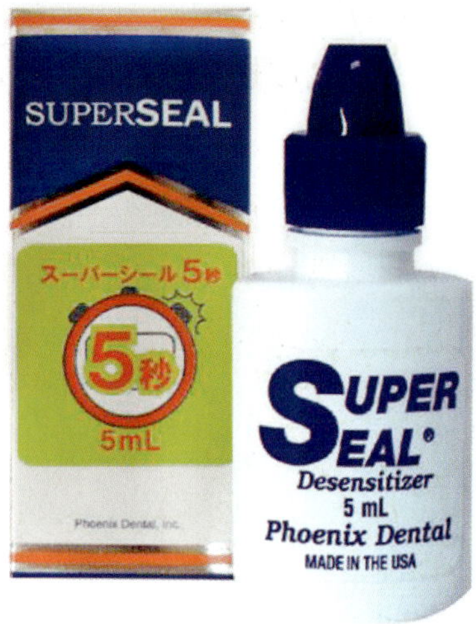

작용 기전

Super Seal 5초를 노출된 상아질에 도포하면 치질의 칼슘이온과 화학적으로 반응해 불용성의 옥살산 칼슘 결정이 되어 재빠르게 상아세관을 봉쇄하는 작용이 있다.

사용 방법

❶ 치면 청소: Super Seal 5초를 도포하기 전에 air blow를 하지 않는다.

❷ Super Seal 5초를 문질러 바르기: 환부 또는 형성된 상아질에 적어도 5초 동안 문질러 바른다.

❸ Air blow: 도포된 면에서 10cm 정도 떨어진 곳에서 3초 동안 잔잔하게 blow한다.

지각과민의 원인

지각과민의 원인에 대해 생각해 보자(그림 1). 과도한 칫솔질이나 우식으로 지각과민을 초래하는 경우도 있지만, 의료인 측에서 가장 경계해야 하는 것은 SPT할 때의 과도한 기구사용이다.

이갈이를 동반하는 지각과민의 원인은 교모와 굴곡파절(치경부 법랑질이나 시멘트질의 chipping)을 생각할 수 있다. 이갈이는 grinding, clenching, tapping으로 분류되는데 이러한 습관은 수면 중에도 일어나, 치아에 강하고 지속적인 힘을 가하기 때문에 치아와 치주조직에 외상성 손상을 일으키기 쉽다고 알려져 있다. 이때 발생하는 지각과민의 특징은 한 개의 치아뿐만 아니라 몇 개의 치아에 걸쳐 일어나는 것이다. 때로는 증상이 전악에 미치는 경우도 있다.

이것들 이외에 일상 임상에서 자주 만나는 것이 생활치의 인레이 형성 후에 생기는 지각과민이다. 최근에는 재료의 진보와 심미성의 관점에서 복합레진 수복이 많아졌지만, 우식의 깊이나 와동 형태 등의 이유로부터 인레이로 수복해야만 하는 증례도 더러 있다. 이때는 보통 와동이 깊고 치수 가까이까지 미

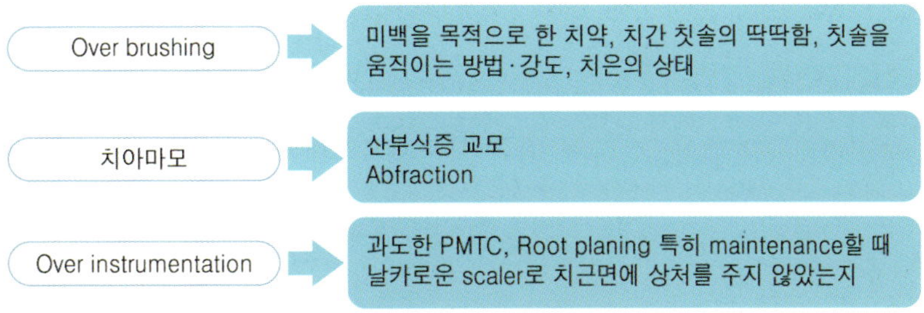

그림 1. 지각과민의 원인.

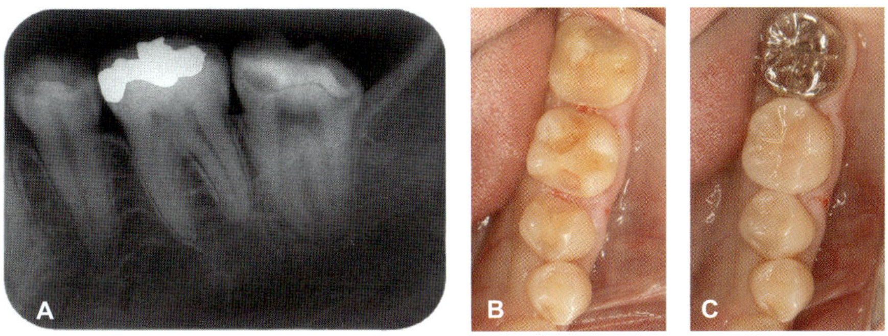

그림 2. **A**, 32세 여성. #35~37에 깊은 우식이 보인다. **B**, 형성과 인상 후 Super Seal 도포. 이장은 하지 않는다. **C**, 가봉재를 제거해도 시린 느낌이 거의 없어 마취하지 않고 부착 완료.

치는 경우가 많으므로 술후(특히 부착할 때)의 지각과민은 오래도록 임상가의 골칫덩어리였다.

특징

그림 2에 본 의원의 임상 증례를 보인다. 상당히 깊고 넓은 와동이었는데도 술후의 지각과민이 현저히 개선되어, 보통은 부착할 때 침윤마취가 필요 없다. 레진 계열의 가봉재를 이용하는 경우에도 다른 레진 계열의 이장재와 같이 가봉재가 와동에서 탈락할 걱정도 없다. 또한 접착성 레진의 성능도 방해하지 않는다는 데이터도 있으므로[1], 일상 임상에서 안심하고 사용할 수 있는 재료로 추천할 수 있다. 본 의원에서도 이 제품을 사용하기 시작한 이후, 심한 지각과민을 때문에 발수하는 증례는 거의 사라졌다(구치부에서 Saforide와 함께 사용하면 더 높은 효과를 보인다).

또한 도포 후의 피막 두께가 레진 계열의 코팅제에 비해 매우 얇기 때문에 인상 전(또는 인상 후)에 바르거나 혹은 부착 직전에 다시 발라도 인레이의 적합을 손상시킬 걱정은 거의 없다.

사용 시 주의사항

사용할 때는 '5초 동안 문질러 바르고, 3초 동안 air blow'라는 간편함을 강조할 수 있는데, 바르는 부위를 확실히 방습하고 건조할 것과 반응을 방해하지 않기 위해 치면에 부착한 타액(단백질)이나 오염을 확실히 제거하는 등 기본적인 사용의 주의사항을 엄수하기 바란다.

우치야마 시게루(Uchiyama Shigeru)

1) Cox, C.: Physiology of dentine hyper-sensitivity: clinical treatment. *RESTORATIVE & AESTHETIC PRACTICE,* 4(9): 61~68, 2002.

13. Teethmate Desensitizer

(Kuraray Noritake Dental)

피복

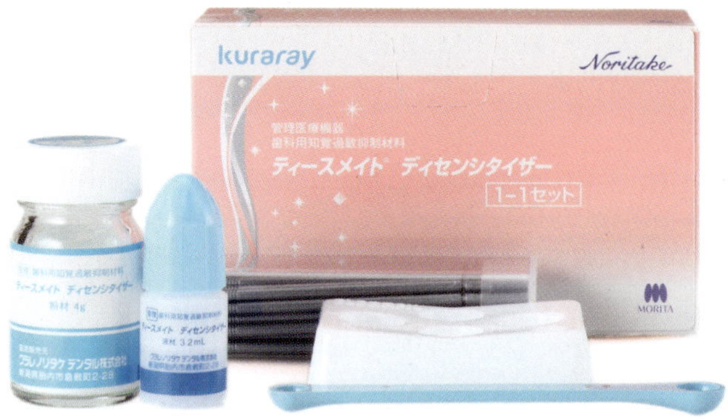

작용 기전

Teethmate Desensitizer는 개구된 상아세관을 생성된 hydroxyapatite로 '봉쇄'하는 작용을 가진다. 이 제품은 인산4칼슘(TTCP)과 무수인산수소칼슘(DCPA) 그리고 정제수를 주성분으로 하고, 경화 후 hydroxyapatite를 생성한다. 법랑질의 97%, 상아질의 70%를 구성하는 hydroxyapatite가 이 제품의 주성분이기 때문에 생체친화성이 높다. 혼합하면 페이스트 형태가 되고 경화 시간을 최적화하는 등 새로운 기술로 제품화했다. 페이스트 상태로 혼합해 치면에 도포한 후 약한 압력으로 수세 또는 양치하면 처치가 끝난다. pH는 약 10 정도이고 치은에 위해성이 없으므로 치은구나 치간부에도 도포할 수 있다. 또한 도포한 후 인상채득이나 레진 접착에 대해서도 영향이 적다는 특징이 있다. 상아질지각과민증은 치주질환 유래와 경조직 결손으로 크게 나뉘는데, 이 제품은 비교적 간편한 임상 조작으로 2가지 경우 모두에 효과를 얻을 수 있다.

사용 방법

사용에 앞서 미립자의 치약 등을 사용해 기계적으로 해당 치면의 오염을 제거한다. 청소 후의 건조가 완벽할 필요는 없다. 분말과 액을 15초 이상 혼합해 30초 이상 문질러 바른다. 제품에 딸린 applicator 이외에도 rubber cup, 치간 칫솔 등을 사용해도 좋다. 도포 후 약한 압력으로 수세 또는 입을 헹구고 효과를 확인한다. 증상이 있으면 2번 도포한다. 혼합한 페이스트는 10분 정도 사용할 수 있고, 도포 후 45~60분은 음식을 피하도록 한다.

증례

치은퇴축에 의한 치근노출이나 산부식증에 동반하는 지각과민, 칫솔에 의한 마모, 치석제거·치근활택술·미백 후의 지각과민 등 여러 증례에 사용할 수 있다. 광중합이 필요 없으므로 치은구나 치간부 등에도 응용할 수 있다. 또한 레진 수복이나 생활치의 인레이, 온레이, 크라운 등의 형성 처치 등에도 효과가 있다. 특히 간접법의 경우 임시 부착재를 제거할 때의 통증을 완화할 수 있다. 피막을 형성하지 않으므로 인상 전후에 관계없이 바를 수 있고, 접착 전에 사용해도 접착성에 미치는 영향은 적다. 또한

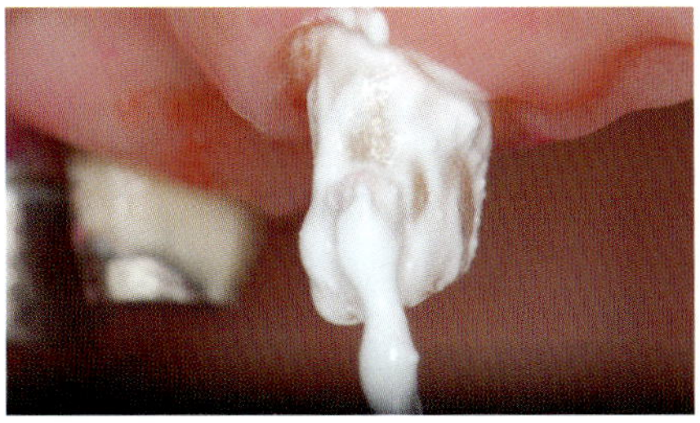

그림 1. 유수 지대치에 도포한 경우.

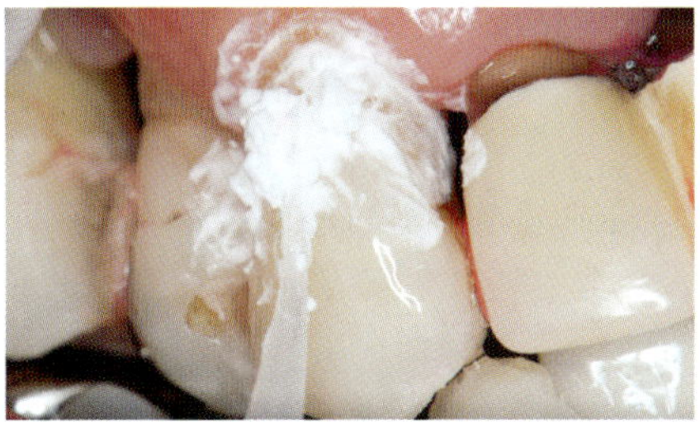

그림 2. Wedge shape defect에 도포한 경우.

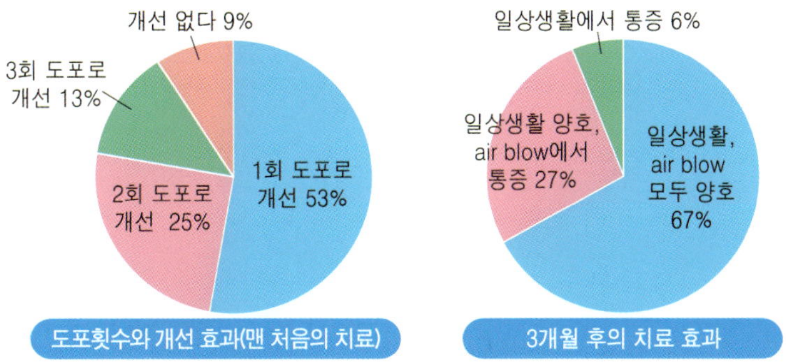

그림 3. 당원의 통계.

간편한 조작으로 마칠 수 있으므로 재택 진료에서도 도움을 줄 것이라고 생각한다.

사용 시 주의사항

도포 전의 치면 청소가 효과를 좌우하므로 주의가 필요하다. 증례에 따라서는 AD겔 등을 이용한 화학적 처리를 함께 해도 좋다. 누르듯이 30초 이상 문질러 바른다. Rubber cup 등을 이용해 기계적으로 도포하면 더 효과적이다. 되도록 광범위하게 바르도록 하고(그림 1, 2) 도포 후에는 간단한 수세 또는 양치 정도로 충분하다. 페이스트가 남아도 치주조직에 미치는 영향은 없다. 효과를 볼 수 없는 경우는 겹쳐서 바른다. 필자의 경험에 의하면 보통 몇 차례 바르면 증상의 완화나 소실을 볼 수 있으나, 바로 효과가 사라지는 경우는 조기접촉이나 교합성 외상이 원인인지를 의심한다.

결론

본 의원에서 시행한 52명의 프로토콜을 보인다(그림 3). 각각의 환자에서 지각과민증을 가진 치아는 1~18개였고, 이 제품으로 개선 효과가 없었던 환자는 4명이며, 48명에 대해서는 몇 차례 도포하기는 했지만 증상의 쇠퇴와 소실을 볼 수 있었다. 대상 치아의 91%에서 치료 직후의 개선 효과를 볼 수 있었다. 3개월 후에 45명에 대해 경과 관찰을 했더니 67%는 일상생활에 지장이 없고 air blow에 의한 통증도 없었다. 27%는 일상생활에서 지장은 없지만 air blow에 대해 반응이 있었으므로 다시 도포했다. 일상생활에서 재발했던 경우는 6%였으나 증상의 정도는 줄었다. 생각처럼 개선이 보이지 않을 때는 원인을 정밀히 조사할 필요가 있다.

혼다 유지(Honda Yuji)

14. Teethmate AP Paste

(Kuraray Noritake Dental)

피복

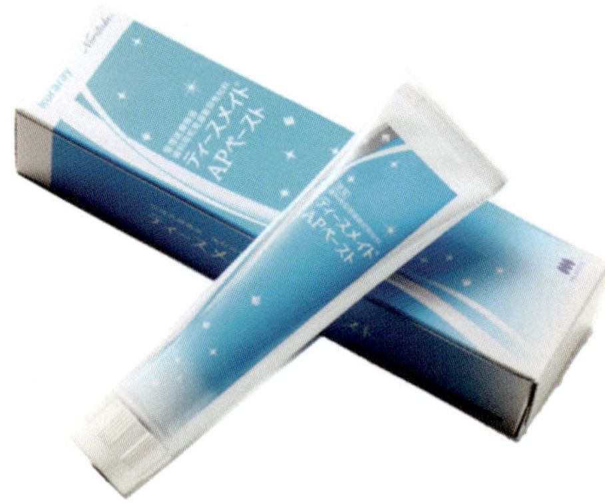

특징 및 작용 기전

Teethmate AP Paste(이하 AP Paste)는 분액형의 Teethmate Desensitizer(54~55쪽)의 기본 기술을 활용하고, 조작성과 범용성을 향상시키는 페이스트 형태로 만든 지각과민 억제제이다. Teethmate Desensitizer와 마찬가지로 hydroxyapatite를 생성해 상아세관을 봉쇄하기 때문에 안전성이 높고, 더불어 혼합이 필요 없는 페이스트 형태이므로 조작이 쉬워 기술에 좌우되지 않는다는 특징이 있다. 또한 지각과민 억제의 목적뿐만 아니라 전문가관리에서 치면의 최종 마무리 목적으로도 사용할 수 있는 제품이다. 조성은 염기성 인산4칼슘(TTCP), 산성의 무수인산수소칼슘(DCPA)에 더해 글리세린, 폴리에틸렌글리콜, 불화나트륨(950ppmF), 멘톨이 함유되어 있다.

AP Paste의 작용 기전은, 환부에 문질러 바르면 개구된 상아세관에 무기성분이 침입해 들어가 봉쇄(피복)하여 즉시 효과를 보이는 작용과 함께 hydroxyapatite로 전화되어 감으로써 효과를 발휘한다. 봉쇄의 기전이 매우 단순하기 때문에 과민 증상이 심한 증례에서는 도포하기 전에 환부를 완전히 건조시키지 않고 약간의 습윤 상태에서도 바를 수 있다. 다만 치면의 오염 물질은 되도록 제거한다. 치은에 대해 위해작용이 없고 치주낭 안에 들어간 여분의 페이스트도 간단히 제거할 수 있으므로 염증을 일으킬 염려도 없으며, 환부의 심미성에 영향을 미치는 경우도 없다. 또한 이 제품은 약 알칼리성이기 때문에 치질을 침습하지 않고 봉쇄를 달성하는 것이 가능하다.

임상 용도 및 사용 방법

AP Paste는 다수 치아에 간단히 도포할 수 있는 형태이므로 치석제거나 PMTC, SRP 후 가벼운 지각과민을 억제하는 용도로 뛰어난 조작성을 발휘한다. 또한 동시에 치근면 우식 예방, 법랑질 균열의 수복, 스테인 침착 억제 등을 기대할 수 있으므로 전문가관리의 측면에서도 효과적으로 활용할 수 있다고

표 1. 주요 임상 용도와 Teethmate Desensitizer와 AP Paste의 사용 구분

	AP Paste	Desensitizer
국소 부위에 국한된 상아질지각과민증	○	◎
다수 치아에 미치는 가벼운 상아질지각과민증	◎	○
스테인 억제, 치근면 거칠기 개선	◎	△
미백, debonding 후의 케어	◎	△
PMTC, SRP 후의 지각과민증 억제, 치근면 우식 예방	◎	○
형성면의 보호, 와래 자극 억제	×	◎

◎ 추천 ○ 사용 가능 △ 사용 가능하지만 사용이 어렵다 × 적용 불가

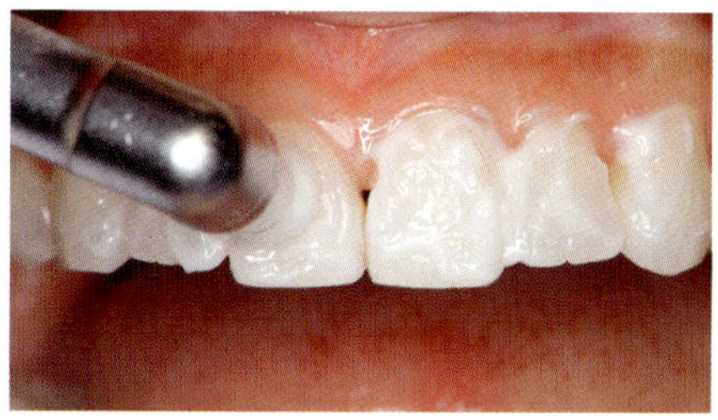

그림 1. 이 제품은 페이스트 형태이므로 PMTC와 마찬가지로 rubber cup을 이용해 문질러 바를 수 있다.

생각한다. 치근면 우식 예방은 지각과민 억제의 작용 기전과 동일하게 상아세관의 봉쇄에 의해 기대할 수 있는 효과이다. 법랑질 균열의 수복과 스테인 침착 억제는, 반복해서 바르게 되면 표면의 거칠기가 서서히 줄고 균열의 간극도 봉쇄되어 매끄러운 치면을 획득함으로써 기대할 수 있는 효과이다. 표 1에 주요 임상 용도와 Teethmate Desensitizer와 AP Paste의 사용 구분을 보인다[1].

AP Paste의 기본적인 사용 방법은 간편하다. 치면 청소 후에 페이스트를 채취해 rubber cup(저속 20초)이나 super floss 등으로 문질러 바르고, 수세를 통해 여분의 페이스트를 제거한 후 효과를 확인한다. 이때 페이스트는 치면에 충분히 부착되도록 바르고 증상에 따라서는 바르는 시간을 연장하는 것이 포인트이다(그림 1).

사용 시 주의사항

이미 증상이 나타난 비교적 강한 지각과민의 억제를 위해서는 AP Paste보다 Teethmate Desensitizer가 약간 더 효과가 높다. 또한 수복치료에서 형성면의 보호 및 와래 자극 억제를 목적으로 와동 혹은 지대치에 사용하는 경우에는 여전히 Teethmate Desensitizer를 추천한다. 함유된 글리세린이나 폴리에틸렌글리콜이 남으면 접착 저해가 염려되기 때문에 형성면에는 AP Paste를 사용할 수 없다.

가토 쇼지(Kato Shoji)

1) 加藤正治: 知覚過敏抑制材料の発展型「ティースメイトAPペースト」の可能性を探る. デンタルマガジン, 154: 16~19, 2015.

15. Nano Seal

(일본치과약품)

피복

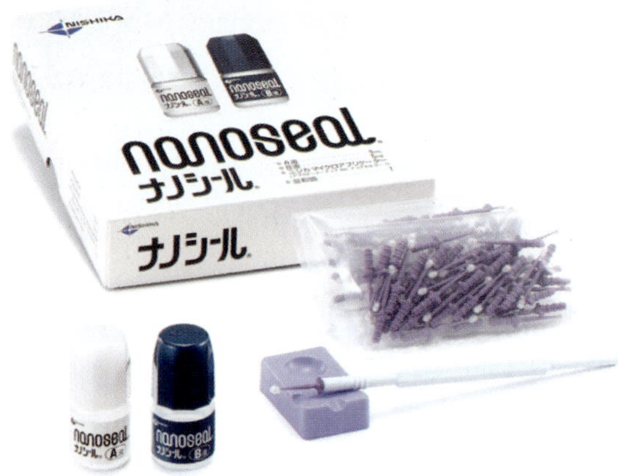

제품 개요

Nano Seal은 A용액(플루오로알루미노실리케이트 글래스 분산액)과 B용액(인산 수용액)의 2가지로 이루어진 지각과민 억제제이다. A와 B용액을 혼합해 치면에 문지르지 않고 도포하는 것만으로 순식간에 치면과 반응해 나노 사이즈의 입자가 생성되고 상아세관이 봉쇄되어 지각과민을 억제할 수 있는 제품이다.

사용 방법

❶ 치면 청소: 치태 등의 오염은 미리 청소한다. 건조는 특별히 필요 없다.
❷ A용액과 B용액의 채취·혼합: A용액은 사용 전에 가볍게 흔들어 B용액과 같은 양을 채취해 혼합한다.
❸ 혼합한 용액을 치면에 도포: 혼합한 후 재빨리 환부의 곳곳에 퍼지도록 듬뿍 도포한다.
❹ 수세: 수세 혹은 양치해 여분의 용액을 씻어낸다. 바른 직후에 수세할 수 있다.

작용 기전

이 제품은 기본적으로는 실리케이트 시멘트의 개념을 응용한 것이므로 아래의 작용 기전으로 상아세관을 봉쇄한다.

❶ 2가지 용액의 혼합으로 글래스와 인산의 산 염기 반응에 의해 글래스 입자는 응집을 시작한다.
❷ 산성의 혼합액을 치면에 바르면 치질의 칼슘을 포섭해 강하고 단단한 입자침착층(불화칼슘, 인산칼슘, 인산실리케이트, 미반응 글래스)을 형성해 상아세관을 봉쇄한다.

제품 특징

이 제품을 도포한 치면에는 두께 1~2μm의 입자침착층이 형성되고 상아세관은 봉쇄된다[1](그림 1). X선 마이크로 아날라이저를 이용한 원소 분석으로 불소 및 규소가 표층에서 약 수 μm 깊이까지 침투한 것도

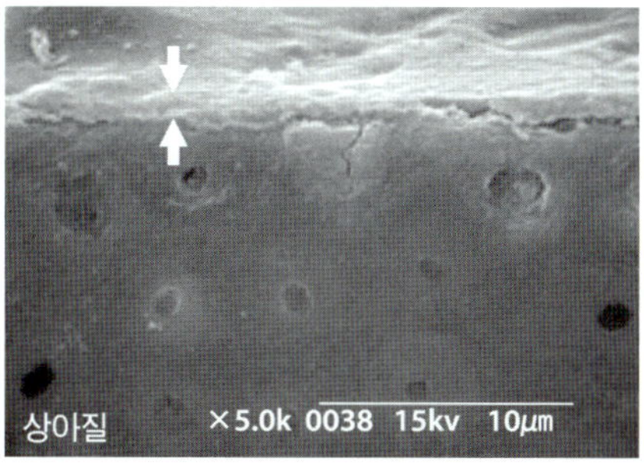

그림 1. Nano Seal 도포 후의 상아질 단면의 SEM상. 20초 동안 1번 도포하는 것으로 1~2μm 두께의 입자침착층(화살표)과 상아세관의 봉쇄를 확인할 수 있다.

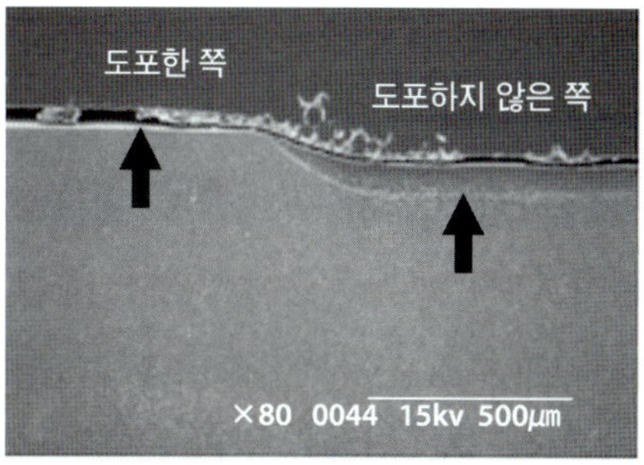

그림 2. Nano Seal 도포 후 질산 완충액 안에서 24시간 탈회 후의 상아질 종단면의 SEM상. 도포한 쪽과 도포하지 않은 쪽의 탈회에 의한 단차를 확인할 수 있다.

확인되었다[1]. 입자침착층의 두께는 도포를 반복해도 증가하지 않고, 치면에서 일어나는 반응은 도포와 거의 동시에 끝나기 때문에 문질러 바를 필요는 없고 도포 후 곧바로 수세가 가능하다. 혼합액의 pH는 약 2.5~3.5로 산성의 음식물과 같은 정도이므로 치은 등 연조직에 대해서도 특별한 관리는 필요하지 않다.

이 제품이 치면에 대해 내산성 향상[2,3](그림 2)의 효과를 보인다는 보고도 있으므로 우식 예방 재료로서도 매우 흥미가 깊다.

적응 증례와 주의사항

문질러 바르거나 광조사는 필요 없고 치은 등에 대한 자극도 없으므로 가벼운 마음으로 사용할 수 있으며, 기존에는 접근이 어려웠던 치은연하나 인접면에도 효과를 기대할 수 있다.

다만 2가지 용액을 혼합 후 시간이 지나면 글래스와 인산의 산 염기 반응이 진행되어 혼합액의 pH가 서서히 상승하기 때문에 효과가 약해진다. 1분 이내를 기준으로 가능하면 빨리 사용하는 점에 주의가 필요하다. 남기지 말고 전부 사용한다.

주요 적응 증례는 치은퇴축이나 SRP 처치 후의 상아질 노출 치근면과 생활치 형성면인데, 실질 결손이 크고 물리적인 자극 차단이 필요한 증례에서는 바람직하지 않다.

결론

Nano Seal은 간단한 조작으로 즉시 효과가 있고 적용할 때의 자극도 적으므로 가벼운 마음으로 사용할 수 있는 제품이다. 적응 증례는 비교적 넓지만 실질 결손이 큰 증례에서는 바람직하지 않으므로 주의하는 것이 좋다. Nano Seal은 지각과민 억제 효과에 더해 내산성이나 재석회화 촉진이라는 효과를 기대할 수 있어 우식 예방 재료로서도 흥미가 깊은 제품이다.

한 린린(Han Linlin), 오키지 다카시(Okiji Takashi)

1) 韓 臨麟ほか: 試作フッ化物含有歯面コート材に関する研究 ― エナメル質, 象牙質の表面性状に与える影響について ―. 日歯保存誌, **55**: 53~59, 2012.
2) Han, H., Okiji, T.: Effects of a novel fluoride-containing aluminocalciumsilicate-based tooth coating material(Nanoseal) on enamel and dentin. *Am J Dent,* **26**: 191~195, 2013.
3) Lodha, E. et al.: Effect of different desensitizers on inhibition of bovine dentin demineralization: micro-computed tomography assessment. *Eur J Oral Sci,* **122**: 404~410, 2014.

16. PRG Barrier Coat

(Shofu)

피복

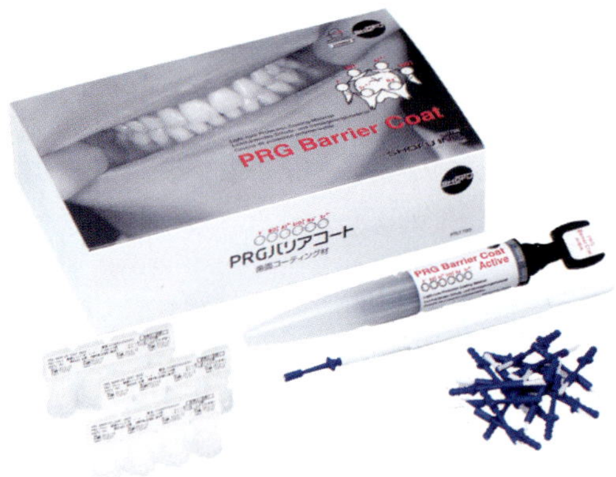

제품 개요

PRG Barrier Coat는 Shofu PRG(Pre-Reacted Glass-ionomer) 기술을 응용한 bio active 기능성 글래스 필러인 S-PRG 필러를 함유한 치면 코팅제·지각과민 억제제이다. 코팅층이 치면을 덮어 지각과민을 억제할 뿐만 아니라 불소화합물을 함유한 6가지 이온을 방출해 주위 환경을 중성으로 바꿔 구강 내 환경의 건전화를 돕는 새로운 개념의 제품이다.

작용 기전

이 제품은 베이스(S-PRG 필러, 물, 중합성 모노머, 기타)와 activator(포스포산 계열 모노머, 카르복시산 계열 모노머, 중합성 모노머, 광촉매, 기타)의 2가지 용액으로 이루어져 있다. 제품 안에 HEMA, 아세톤 및 에탄올을 함유하지 않아 자극이 적고, 또한 휘발 성분을 함유하지 않으므로 품질의 안정성이 높아 보관의 문제가 적다.

2가지 용액을 혼합하면 S-PRG 필러와 산성 모노머의 글래스아이오노머 반응이 생기는 한편, 광조사에 의해 메타크릴산의 광중합 반응도 생기므로 2중 경화에 의해 재빨리 코팅층을 형성한다. 코팅층은 대략 15μm여서 심미적으로도 거의 눈에 띄지 않게 마무리할 수 있다. 따라서 이 제품은 지각과민의 치료 전략에서는 '피복'에 해당한다.

S-PRG 필러와 산성 모노머의 글래스아이오노머 반응이 생겨 이온의 서방 성능이 올라간다. 또한 S-PRG 필러 사용으로 Na^+(물에 녹기 쉬운 다른 이온을 유도하는 역할), Sr^{2+}(골형성 및 재석회화 촉진, 내산성의 향상, 중화·완충작용), Al^{3+}(지각과민 억제 효과), F^-(fluoroapatite 생성·항균작용, 탈회 병소의 재석회화작용), SiO_3^{3-}(치질의 재석회화 유도, 치태 형성 저항 능력), BO_3^{3-}(살균작용·골형성 촉진, 세균 부착 억제, 치태 형성 저항 능력) 이온이 지속적으로 방출된다(그림 1). 더불어 불소화합물 함유의 치약·양치액이나 불소화합물 도포제 등을 사용하면 불소를 recharge하는 것도 가능하다(그림 2).

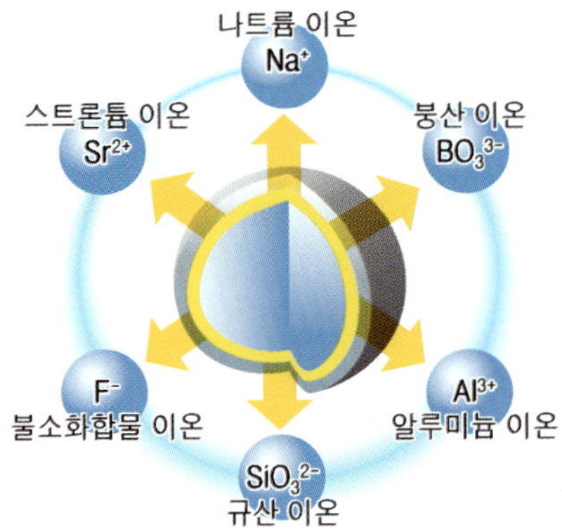

그림 1. S-PRG 필러에서 나오는 이온의 방출.

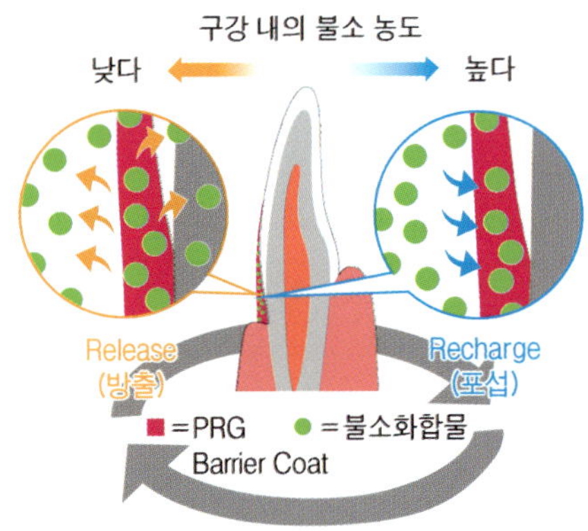

그림 2. 불소의 release 및 recharge 기능.

따라서 PRG Barrier Coat는 단순히 지각과민 예방뿐만 아니라 우식의 예방, 치주질환의 예방 및 구강 환경의 건전화 유지에도 효과가 있는 치아의 토털 케어를 지향하는 제품이라고 할 수 있다.

사용 방법

베이스 용액을 분할 개봉하고, 여기에 activator 1방울을 떨어트려 제품에 딸린 브러시로 잘 섞는다. 혼합한 용액을 브러시를 이용해 치면에 도포하고 3초 이상 방치한 후, 10초 동안의 광조사를 통해 경화시킨다. 도포할 때의 포인트는 브러시에 묻은 혼합액을 용기의 가장자리를 이용해 깎아 양을 조정하고, 붓으로 그림을 그리듯이 치면에 도포하는 것이다. 경화 후 표면의 미중합층을 알코올 솜으로 닦아낸다. 도포할 때 에칭이나 프라이밍도 필요 없고 나아가 바른 후의 공기 건조도 필요 없어 조작 방법이 매우 간편하다. 1개의 용기로 대략 6개 치아의 치면을 코팅할 수 있다.

적응 증례

치은퇴축으로 인해 생긴 치근면의 노출, 경도의 법랑질 상실을 동반한 마모증, 경도의 법랑질 균열 등에 의해 생긴 지각과민, 치주치료 후 경도의 지각과민 등이 적응증이라고 생각된다. 다만 인접면 부위의 자각과민은 그 형태나 위치에 따라 제약을 받는다.

미백이 끝난 후의 지각과민에 대해서도 사용할 수는 있지만 미백 중의 자각과민에는 사용할 수 없다. 미백이 끝난 후에 적용하는 경우는 미중합층을 확실히 처리할 필요가 있다.

필자는 이제까지 지각과민의 자가관리를 위해서는 Merssage Hyscare를 사용하고, 전문가관리를 위해서는 HYC를 즐겨 사용(41쪽 참조)해 왔는데, HYC는 심미성이 없어 전치에 사용할 수 없었으므로 불편함을 느꼈다. PRG Barrier Coat의 출현으로 이러한 점이 개선되어 HYC를 대신하는 재료가 되었다. HYC와 PRG Barrier Coat 모두 뛰어난 지각과민 억제 효과를 보이기 때문에 단지 지각과민 치료제로뿐만 아니라 상아질지각과민증과 치수염의 감별진단에도 응용하고 있다.

데라타 린타로(Terata Rintaro)

17. G-Guard

(GC)

피복

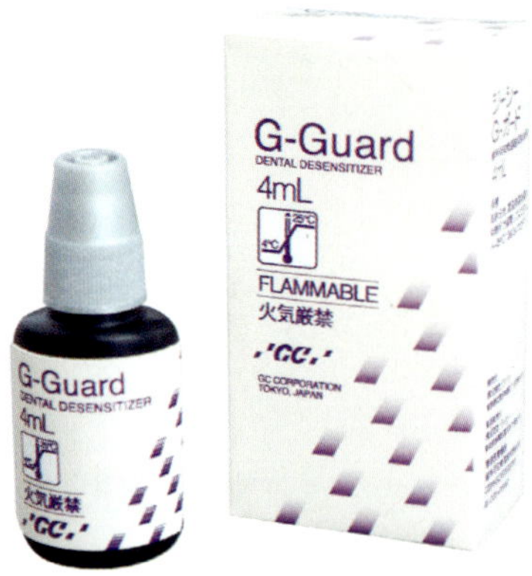

작용 기전

최근 수많은 지각과민 처치제가 개발 시판되고 있는데 상아세관을 봉쇄해 피막을 형성하는 형태로는 폴리머 계열, 글래스아이오노머 시멘트 계열, 본딩 레진 계열을 들 수 있다. GC사에서 시판되는 G-Guard는 air blow가 필요 없이 도포하고 재빨리 광조사하는 것만의 간편한 조작으로, 확실한 봉쇄피막 다시 말해서 '피복'을 형성하는 본딩 레진 계열 재료라고 할 수 있다.

G-Guard의 특징으로 다음의 3가지를 들 수 있다(그림 1).

첫 번째로 G-Guard는 접착성의 인산에스테르 모노머를 배합하고 있어 나노 필러를 배합한 강하고 단단한 레진층으로 상아세관을 접착, 봉쇄해 외래 자극을 물리적으로 차단하기 때문에 재빨리 지각과민을 억제한다[1]. 두 번째로 G-Guard는 치면에 도포하고 재빨리 광조사(20초)하는 매우 간편한 조작성을 가지고 있으므로, 용액을 바르고 몇 초 동안 방치할 필요도 없으며 물론 air blow도 필요 없다. 세 번째로 G-Guard는 중합성이 높은 다관능 메타크릴 모노머의 사용과 MMA를 효과적으로 활용했으므로, 레진 표면에 미중합층을 만들지 않고 확실히 경화하기 때문에 매끈한 면을 형성해 치태가 부착하기 어렵다는 특징을 가진다.

이러한 3가지 특징에 더해 G-Guard는 용액 안에 나노 필러가 균일하게 분산되어 있으므로 칫솔에 의한 마모량이 적고, 매끈한 면을 유지할 수 있기 때문에 비교적 오랫동안 지각과민 억제가 지속될 수 있을 것이라고 생각한다. 또한 장기적으로 사용하는 경우에는 도포한 부분의 착색이 신경 쓰이는데, 산소에 의한 중합 방해를 받지 않는 설계 때문에 내착색성도 뛰어나 심미적으로도 문제없이 사용할 수 있다.

사용 방법

G-Guard의 조작 단계는, 첫 번째 단계로 도포면을 cotton pallet으로 청소하고 수세, 건조한다. 두 번째 단계로는 G-Guard를 바른 후 곧바로 광조사한다. LED 조사기로 20초 동안 광조사해 끝마친다(그림 2).

1 상아세관의 확실한 봉쇄에 의한 지각과민 억제의 '즉시 효과'

'G-Guard'는 접착성의 '인산 에스테르 모노머'를 배합하므로 치질과 강하고 단단하게 접착해 상아세관을 봉쇄한다.

2 간편한 조작성

3 치태가 부착하기 어려움

레진 표면의 미중합층을 만들지 않으므로 치태 부착이 어려워 매끄러운 표면을 형성한다.

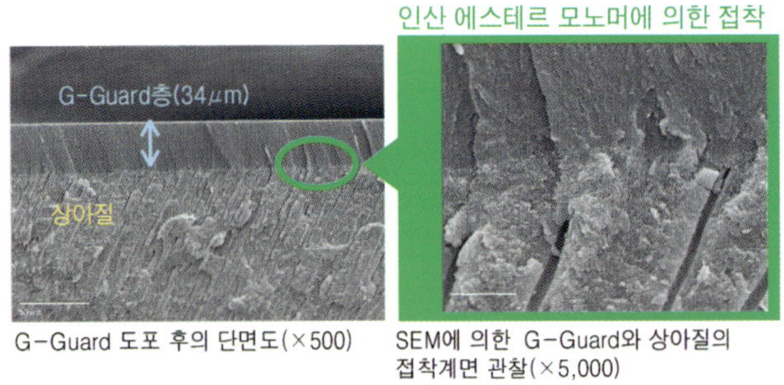
인산 에스테르 모노머에 의한 접착
G-Guard층(34μm)
상아질
G-Guard 도포 후의 단면도(×500)
SEM에 의한 G-Guard와 상아질의 접착계면 관찰(×5,000)

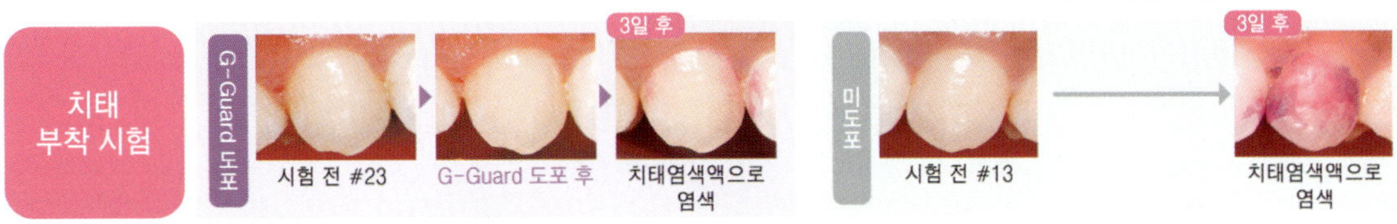

그림 1. G-Guard의 특징.

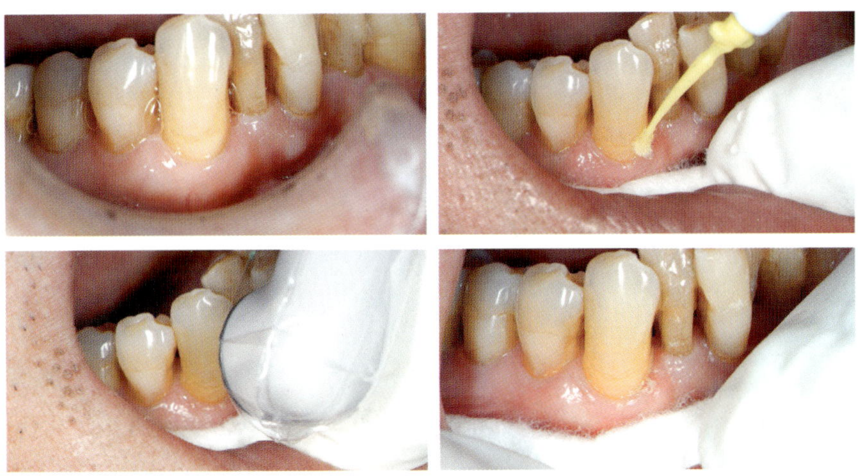

그림 2. 상아질지각과민 증례에 G-Guard의 적용.

적응 증례

G-Guard는 치경부 굴곡파절이나 치근면 노출 등의 일반적인 지각과민에 탁월한 효과가 있지만 용액이 치은연하로 흘러 경화되면 거스러미가 되어 치은에 염증을 일으킬 가능성이 있으므로 microtip applicator 또는 가는 붓 등을 이용하는 것이 추천된다[2]. 또한 상아질까지 미치는 와동 형성 후에 발생하는 지각과민에는 바람직하지 않다고 할 수 있다. 그 이유로는, 기본적으로 G-Guard는 G-Bond plus와 같은 본딩제가 아니라는 점과 레진 표면에 접합층(미중합층)을 형성하지 않으므로 접착성 레진 시멘트와 치질의 접착을 기대할 수 없다는 점, 그리고 확실히 물리적인 자극을 차단하기 때문에 미백제의 작용을 차단한다는 점을 들 수 있다.

요시야마 마사히로(Yoshiyama Masahiro)

1) 高橋 圭ほか: 象牙質知覚過敏抑制材の歯ブラシ摩耗と耐変色性の評価. 第136回日本歯科保存学会, 沖縄, 2012.6.29.
2) http://www.gcdental.co.jp/g-guard/

18. Hybrid Coat Ⅱ

(Sun Medical)

피복

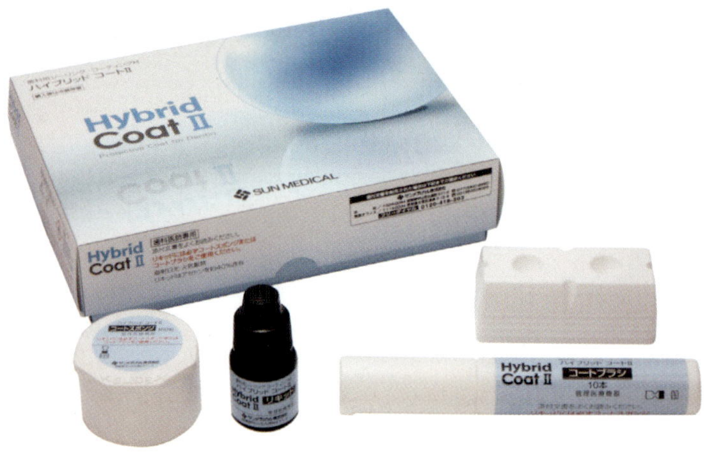

제품 특징 및 작용 기전

Hybrid Coat Ⅱ는 상아질 표면에 수지함침층을 형성하고, 나아가 수지함침층과 일체화된 코팅 피막을 형성해 개구된 상아세관을 폐색시켜(막아) 지각과민 억제 효과를 발휘한다. 피막 두께는 3μm로 얇으나 비커 경도 42의 뛰어난 표면 경도를 보이므로 내구성이 우수하다.

이 제품은 광감응력이 강할 뿐만 아니라 제품에 딸린 코팅용 스펀지 및 코팅용 브러시에 친수성 중합 개시제가 함유되어, 광조사에 의한 코팅층 표면에서 일어나는 중합뿐만 아니라 소량의 수분이 잔존하는 치질 표면에서도 중합해 수지함침층과 일체화된 튼튼한 피막을 형성한다(그림 1). 하지만 이것은 wet bonding을 의미하는 것이 아니라 개구된 상아세관에서 삼출되어 나오는 상아세관 내 조직액을 의미하므로 환부를 수세한 후의 수분은 충분히 제거할 필요가 있다. 치수에 염증이 생기면 상아세관 내 조직액의 바깥을 향한 흐름이 증가해 완전한 건조는 어려운 경우가 많은데, 이 특징은 임상에서 커다란 장점이 된다. 또한 빛이 닿기 어려운 부위에서도 보조 촉매의 효과로 중합이 가능하다.

사용 방법 및 주의사항

코팅용 스펀지(혹은 코팅용 브러시)에 묻힌 혼합액을 치면에 도포하고, 혼합액으로 축축해지도록 20초 동안 기다린다. 이때 문지를 필요는 없다. 약한 압력의 공기를 몇 초 동안 분사해 용매의 아세톤을 제거하고, 다시 약한 압력의 공기로 함유된 수분을 한꺼번에 제거해 균일하고 얇은 피막을 얻는다. 와동의 우각부 등 용액이 머무르기 쉬운 부위는 특히 주의가 필요하다. 또한 air blow를 할 때는 반드시 suction을 함께 사용해 혼합액이 구강점막으로 흩어져 날아가는 것을 방지한다.

적용 직전에 타액이나 혈액으로 오염된 경우는 다시 한 번 수세·건조하고 나서 보통의 방법대로 적용

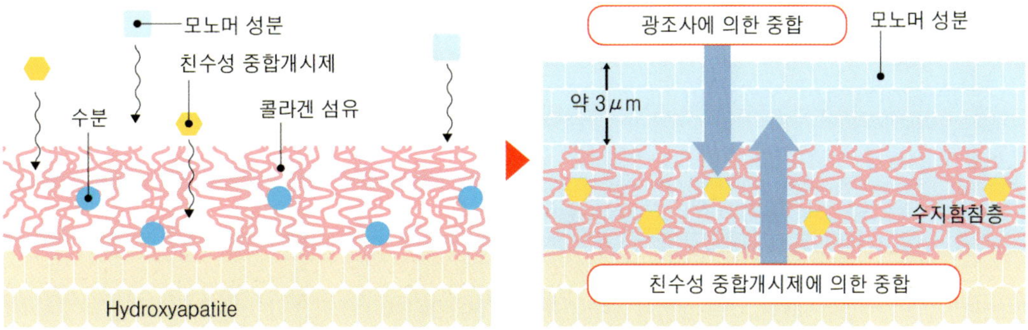

그림 1. Hybrid Coat Ⅱ의 중합 모식도.

한다. 또한 지각과민 증상이 심한 경우는 cotton pallet에 물을 묻혀 조심히 환부를 깨끗이 닦은 후 건조한다. 지혈제는 보스민이 적합하다. 그 외의 지혈제는 접착력이 저하될 수 있으므로 유의한다.

코팅용 스펀지 1개(혹은 코팅용 브러시 1개)로 3방울의 용액까지 사용할 수 있고, 혼합 후 3분 이내에 사용한다. 다만 에어컨의 바람이 미치기 쉬운 장소 등에서는 아세톤이 휘발하기 쉬우므로 주의한다. 다른 스펀지 등을 이용하면 접착 성능이 저하되므로 반드시 중합개시제가 함유된 코팅용 스펀지(코팅용 브러시)를 사용해야 한다.

효과가 불충분한 경우는 다시 한 번 겹쳐서 바른다. 발라진 얼룩 등을 고려하면 2~3회 도포하는 것이 확실한 코팅을 보장할 수 있다. 그 이상 반복하면 효과의 향상을 기대할 수 없고 피막도 4μm 이상 두꺼워지지 않는다. 또한 필러를 함유하지 않으므로 실란 처리는 필요 없다.

마지막으로 점막에 대한 자극을 회피하기 위해 꽉 짠 알코올 솜으로 미중합층을 제거한다.

결론

지각과민 억제제로서 많은 장점을 가진 재료이지만 본딩제로서도 인가를 받았다. 기본적으로 one step 본딩제이기 때문에 취급에 세심한 주의를 기울일 필요가 있다. 지시하는 사용법을 엄수하고 냉장고에 보존하는 등 보관 조건을 기키지 않으면 본래의 기능을 발휘할 수 없다. 또한 치은에 대한 모노머의 영향을 피하기 위해 필요에 따라서는 바셀린 등으로 치은을 보호하거나 rubber dam을 사용한다. 당연한 이야기이지만 치은연하에 대한 적용은 불가능하다.

지각과민 억제제와는 별로 관계없는 이야기이지만 차아염소산나트륨의 사용으로 인해 접착력이 저하되는 일은 없고, Hybrid Coat Ⅱ로 개량되고 나서는 실리콘 인상재 표면을 거칠게 만들 염려도 없어졌다.

이상과 같이 Hybrid Coat Ⅱ는 여러 가지 뛰어난 점이 많은 지각과민 억제제이지만, 보험적용이 불가능하다는 단점도 가지고 있다는 사실을 분명히 해 둔다.

야마모토 히로시(Yamamoto Hiroshi)

19. Tokuyama Shield Force Plus

(Tokuyama Dental)

피복

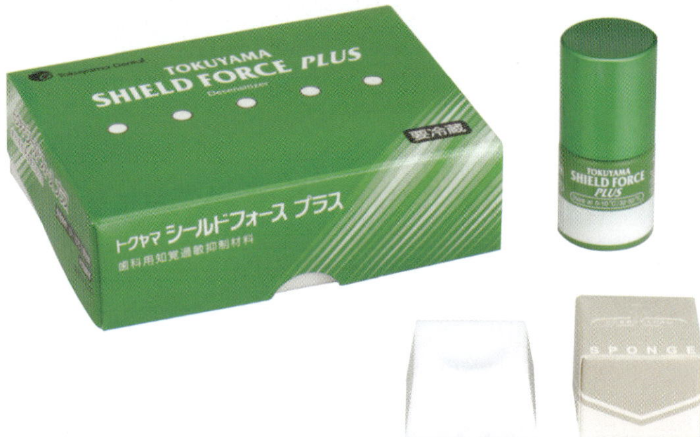

제품 개요

Tokuyama Shield Force Plus는 1액성 본딩제를 베이스로 개발된 지각과민 억제제이다. 지각과민 증상이 나타난 부위의 상아질에 수지함침층과 강하고 단단한 피막을 형성하고, 레진으로 상아세관을 '막는' 방식의 제품이다.

작용 기전

지각과민 억제제는 '약효가 있는지 없는지'의 가혹한 평가를 받는 제품이다. 따라서 재료에 즉시 효과가 있으면 환자는 그 효과를 느끼기 쉽고, 술자는 환자로부터 높은 평가를 받는다.

이 제품을 도포하면 성분 중의 접착성 모노머와 치질 칼슘의 반응물이 상아세관 및 치질의 표면에 생성된다. 또한 air blow를 통해 유기용매와 물을 제거하면 지각과민이 발생한 치면에 레진 피막이 형성된다. 이 시점에서 상아세관이 봉쇄되고 지각과민 억제 효과가 즉시 나타난다.

비록 즉시 효과가 나타나도 그 효과가 지속되지 않으면 의미가 없다. 이 제품은 광조사를 통해 위에서 기록한 상아세관 내 반응물(이것들이 레진 태그가 된다)과 표면의 피막이 중합·경화되어 안정화된다. 이것으로 강하고 단단한 barrier가 형성되어(그림 1), 지속적으로 외래 자극을 차단할 수 있다.

경화체는 칫솔의 마모에 견디는 성질이 뛰어나고 불소화합물 서방성도 가진다.

적응증 및 사용 방법

치아에 가해지는 측방압에 의한 굴곡파절이나 칫솔에 의한 마모를 포함한 치경부 결손 및 치은퇴축으로 인한 상아질 노출이 원인인 지각과민 등이 주요 적응증이다. 또한 형성 후의 지대치나 와동을 이 제

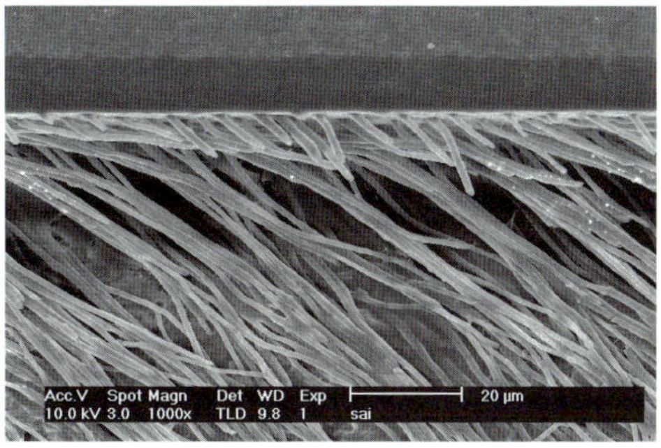

그림 1. 광중합 후에 상아세관에 형성된 레진 태그의 SEM상(사람 치아의 건전 상아질을 연마해 상아세관을 노출시킨 지각과민 실험 모델).

품으로 코팅하면 형성면의 오염이나 술후 과민증을 예방할 수 있다.

사용할 때의 치면 청소는 중요하다. 제품이 환부에 올바르게 도달하지 않으면 효과를 발휘할 수 없기 때문이다. 이 제품의 사용법은 간단해서, 치면에 도포하고 10초 동안 광조사하는 것만으로 충분하고 문질러 바르거나 수세할 필요는 없다.

비적응증 증례 및 주의사항

이 제품은 치질 표면에 피막을 형성하기 때문에 미백 도중의 처치에는 적합하지 않다. 또한 현 시점에서는 미백 후에도 사용하지 않는 것이 좋다.

타사의 1액성 본당제의 유효 성분은 물에 용해되지 않으므로(물과 기름의 관계), 먼저 유효 성분을 유기용매로 녹여 물로 희석해서 제품화한다. 이 제품의 유효 성분에는 HEMA가 함유되어 있으므로 물에 녹을 수 있지만, 유기용매 및 물을 함유하고 있는 점은 마찬가지이다.

이 제품을 치면에 도포하고 10초 방치하는 동안 apatite와 일으키는 반응 또는 수지의 상아질에 대한 함침이 일어난다. 또한 약한 압력으로 5초 동안 air blow하면 유기용매가 휘발하여 유효 성분과 물이 남는다. 그 유효 성분이 피막을 형성한다. 나중에는 여분으로 남은 물 등을 약~중간 압력으로 5초 동안 air blow해 날려 보내면 유효 성분(레진 등)만 남는 방식이다.

이 방식을 머리에 떠올리면서 사용하기 바란다. 성급한 마음에 한꺼번에 air blow하면 본래의 기능을 발휘하지 못할 가능성이 있다. 이전 제품인 'Tokuyama Sealed Force'는 방치 시간이 20초였는데, 이 제품은 10초로 짧아졌으므로 확실히 기다리는 것이 좋다.

이 제품은 광중합의 본딩제에 가까운 재료이므로 확실히 광조사할 필요가 있다. 또한 치은구에 남은 용액은 광조사에 의해 경화되므로 레진의 거스러미는 제거하는 것이 좋다.

이 제품에 국한하는 이야기는 아니지만 지각과민의 원인이 제거되지 않으면 증상이 재발할 가능성이 있다. 칫솔질이 부적절하면 칫솔질 지도를 하고, 또한 치아에 작용하는 측방압이 강하면 스플린트 장치나 교합의 개선 처치를 고려할 필요가 있을 것이다.

다카하시 히데토(Takahashi Hideto)

20. Scotchbond Universal Adhesive

(3M ESPE)

피복

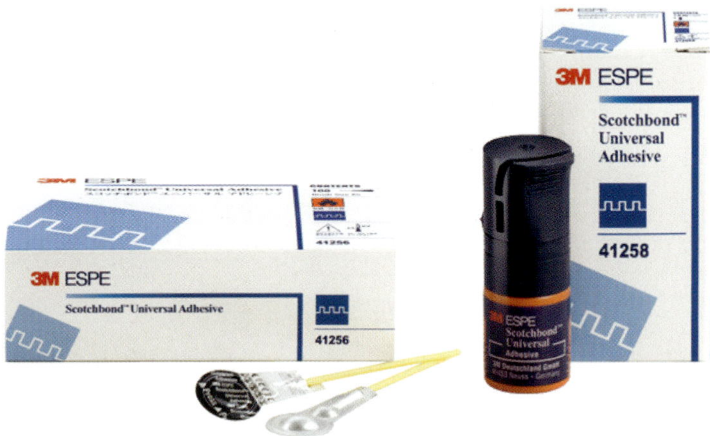

제품 개요

Scotchbond Universal Adhesive는 1액성 셀프 에칭 형태의 다목적 치과용 접착제로, 치질은 물론 프라이머(primer)가 없어도 금속, 세라믹(실리카 계열 글래스, 알루미나, 지르코니아), 복합레진 등 복수의 접착 대상에 one step 처치로 접착한다. 또한 이 제품은 광경화형 치과용 지각과민 억제제로서도 인증을 받아 보험 적용이 가능하다.

치료 전략 및 작용 기전

Scotchbond Universal Adhesive의 주요 지각과민 억제 작용은 본딩 레진의 '피복'이 '상아세관을 봉쇄'하는 것이다.

본딩제가 강하고 단단하게 상아질에 접착해 상아세관을 봉쇄하는 효과 외에도 인산 모노머와 치질의 칼슘 성분이 반응해 생긴 생성물도 세관을 봉쇄한다고 생각되며, 고분자 재료와 화학적 반응물 쌍방의 물리적 봉쇄에 의해 지각과민을 억제한다.

특징, 적응 증례 및 주의가 필요한 증례

이 제품은 무색투명의 얇은 피막이므로 실질 결손이 미미하고 심미성이 요구되는 치경부 혹은 치근면의 노출 상아질에 가장 적합하다.

또한 air blow로 쉽게 피막이 생기므로(피막 두께는 5~10μm), 최상의 접착을 얻기 위해 본딩 액을 듬뿍 발라도(후술) 치은구에 들어간 여분의 액체 성분을 쉽게 불어 날릴 수 있으므로 안심하고 사용할 수 있다.

그리고 약간의 습도가 있어도 확실한 접착 성능을 발휘하는 데 효과적인 vitrebond copolymer(공중합체)가 배합되어 있고, 여기에 치질 접착성으로 평가를 받은 MDP 모노머[Mega Bond(Kuraray Noritake

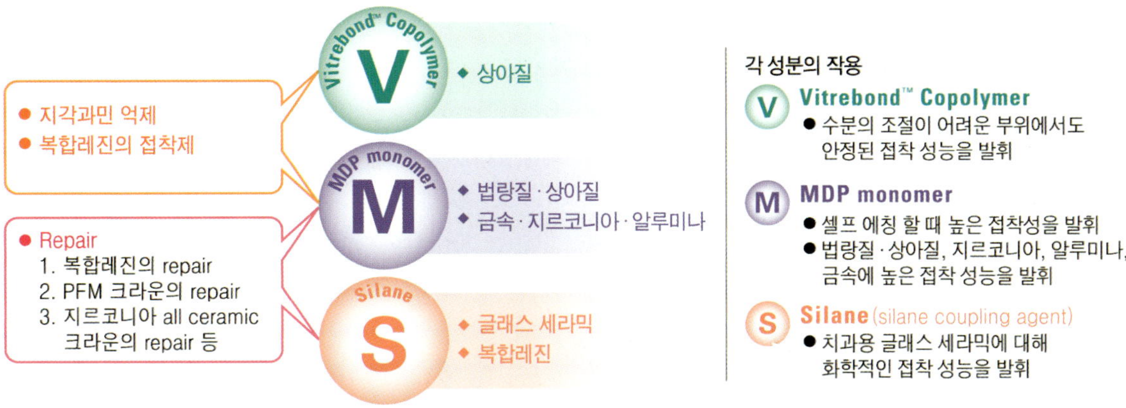

그림 1. 멀티 플레이어! Scotchbond Universal Adhesive.

Dental)에 배합되어 있는 모노머]도 함유하고 있다. 따라서 특히 치경부나 치근면 등 치은에 가까운 부위 또는 하악 설측부 등 습도의 조절이 어려운 부위의 상아질에도 본딩 레진이 확실히 침투·확산할 수 있으므로 안심하고 적용할 수 있다(그림 1).

한편 이 제품의 사용 가능 시간은 차광한 상태에서 30분 정도로 매우 길기 때문에(타사의 one step 본딩제는 몇 분 정도), 여러 치아에 동시에 발생한 지각과민 부위에 대해 1번 떨어트리는 정도로 사용할 수 있다.

또한 나노 사이즈의 필러가 함유되어 내구성이 높고, 딱딱하고 균일한 층의 피막이 형성되므로 칫솔의 마모에 견디는 성질도 뛰어날 것으로 기대된다.

제품 구성은 bottle 형태에 더해 빛을 차단할 필요가 없는 uni dose 형태(개별 포장 일회용)도 구비하고 있다. 또한 상온에서도 보존할 수 있으므로 위생적이고 손쉽게 사용할 수 있다. 따라서 감염증 환자나 방문 진료 등에서 매우 효과적이다.

참고로 앞에서 서술한 것과 같이 이 제품은 one step 본딩제이기 때문에 치수충혈~급성치수염과 같은 증례(20쪽 참조)에서는 오히려 통증이 증가하는 경우도 있으므로 사용할 때 주의해야 한다. 따라서 현재의 증상뿐만 아니라 현 병력도 확실히 문진해 이러한 기왕력이 있는지 확인해 둘 필요가 있다.

사용 방법 및 포인트

환부를 충분히 청소하고(5, 101쪽), 이 제품으로 20초 동안 처리해 약~중간 압력으로 air blow한 후 10초 광조사로 끝나기 때문에 매우 쉽다.

이 제품의 성능을 충분히 발휘하기 위한 포인트는 다음과 같다.

1. 환부에 충분히 침투·확산시키기 위해 액을 듬뿍 도포해 20초 동안 처리한다.
2. 접착 또는 중합의 방해 요인인 물과 용매를 충분히 증발·발산시키기 위해 물결 모양의 본딩제 표면이 움직이지 않을 때까지 약~중간 압력으로 확실히 air blow한다.

후지타니 모리오키(Fujitani Morioki)

21. G-Premio Bond

(GC)

피복

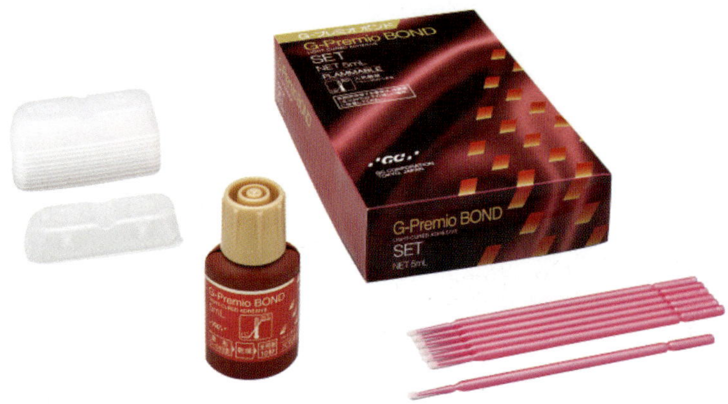

제품 개요

G-Premio Bond는 광중합형의 1액성 본딩제로, 특징으로는 바른 후 기다리는 시간이 없어도 높은 접착성을 보인다는 점이다. 또한 이 제품은 광경화형 치과용 지각과민 억제제로서도 인증을 받아 보험 적용이 가능하다.

치료 전략 및 작용 기전

G-Premio Bond의 주요 지각과민 억제 작용은 본딩 레진의 '피복'이 '상아세관을 봉쇄'하는 것이다. 임상 실적이 있는 인산에스테르 계열 모노머(MDP)와 카르복시산 계열 모노머(4-MET)를 배합하여 법랑질, 상아질 모두에 강하고 단단한 접착성을 가지기 때문에 법랑질 균열이나 상아세관을 봉쇄해 지각과민을 억제한다.

특징, 적응 증례 및 주의가 필요한 증례

이 제품은 3가지의 기능성 모노머, 물, 용매(아세톤) 등의 배합 균형을 최적화해, 바른 후 기다리는 시간이 없어도 된다는 것이 특징이다. 또한 air blow를 통해 피막의 두께가 5μm 이하인 본딩층이 되기 때문에 심미성이 요구되는 치경부 굴곡파절이나 치근면의 노출 상아질에 가장 적합하다.

인산에스테르 계열 모노머(MDP)와 카르복시산 계열 모노머(4-MET)를 배합하여 강하고 단단한 접착성을 가지며, 용매로 휘발성이 높은 아세톤을 사용했으므로 본딩층에서 물을 효과적으로 제거할 수 있다고 알려져 있다. 또한 친수성이 높은 HEMA를 배합하지 않기 때문에 흡수되기 어려워 장기적인 접착 내구성을 기대할 수 있다. 임상에서 상아질지각과민증의 치료법으로서 레진 계열 지각과민 억제제로 피복하는 경우에는 보통의 충전과 비교해 접착 강도의 저하에 유의할 필요가 있고 치료의 성패는 이환 부위에 대한 접착성에 좌우된다고 생각한다. 특히 상아질지각과민 증상이 나타난 치질이 습윤 상태라는 점도 생각할 수 있는데, 이 제품은 지각과민 이환 모델 상아질에 대해서도 인장 강도가 저하되지 않아

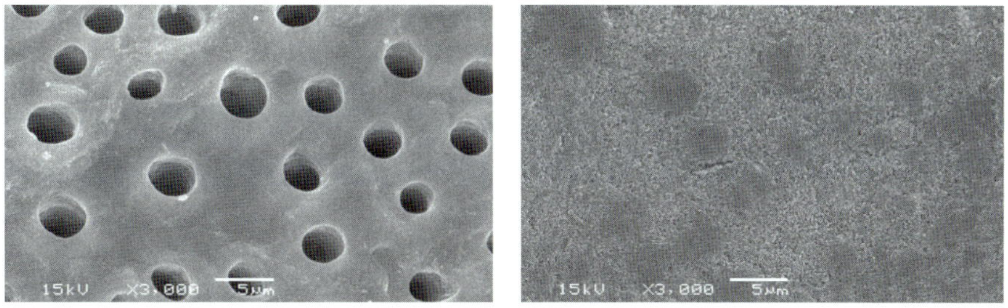

그림 1. G-Premio Bond의 SEM상(표면).

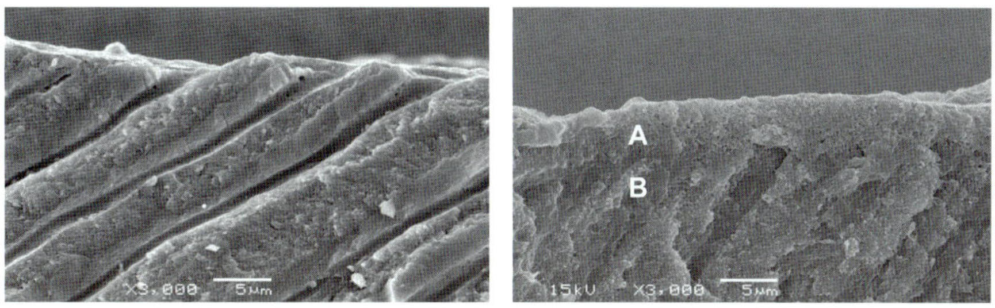

그림 2. G-Premio Bond의 SEM상(종단면). **A**, 레진층, **B**, 상아질.

상아질지각과민증에 대한 접착치료에서 효과가 있다고 보고되어 있다[1]. 이는 G-Premio Bond의 특징 중 하나인 바른 후 기다리는 시간이 없어도 된다는 점을 들 수 있어서, 처치 시간 중 치수 내압의 영향을 받기 어렵다고 생각된다.

또한 지각과민증 이환 상아질에서는 상아세관의 개구를 볼 수 있으므로 지각과민 억제제의 유효성을 검토하는 데는 상아세관 봉쇄성이 중요하다. 레진 계열 지각과민 억제제인 G-Premio Bond는 다른 레진 계열 지각과민 억제제와 같은 정도로 상아질 투과 억제율이 높다는 사실이 보고되었다. G-Premio Bond를 도포한 상아질 표면의 SEM 화상에서는 상아질 표면 전체를 레진 성분의 피막이 덮고(그림 1), 종단면의 SEM상에서는 약 5μm 두께를 가진 층에 의해 상아세관 개구부가 폐쇄된 것을 볼 수 있었다(그림 2).

또한 시간 경과에 따른 점성의 변화를 억제하기 위해, 제품에 딸린 일회용 dappen dish를 사용할 때는 조작 여유 시간이 7분으로 길기 때문에 여러 치아에 동시에 발생한 지각과민증에 대해 한 방울만으로 여유를 가지고 처치할 수 있다.

Bottle 형태와 개별 포장의 일회용 uni dose 형태가 있어 감염 예방이나 방문 진료에서도 대응할 수 있다.

이상과 같은 사실에서 G-Premio Bond는 처리 시간의 단축과 함께 수분이 존재하는 상황에서도 높은 접착력이 있다는 점 등 지각과민 억제제로서 여러 가지 장점을 겸비해 임상적으로 효과가 높은 제품이라고 생각한다.

참고로 사용할 때는 광조사를 통해 경화되기 때문에 즉시 상아세관 내 용액 이동의 방지가 쉬운 반면 치주낭 내로 흘러 들어간 액이 경화되어 치주낭을 봉쇄할 위험성도 생각할 수 있으므로, 도포하는 부위와 양 등에 주의가 필요하다.

요시카와 가즈시(Yoshikawa Kazushi)

1) 岩田有弘ほか: エビデンスから見る「なぜG-プレミオボンドが知覚過敏に有用なのか」. 日本歯科評論, **75**: 117~120, 2015.

22. Clearfil Universal Bond Quick

(Kuraray Noritake Dental)

피복

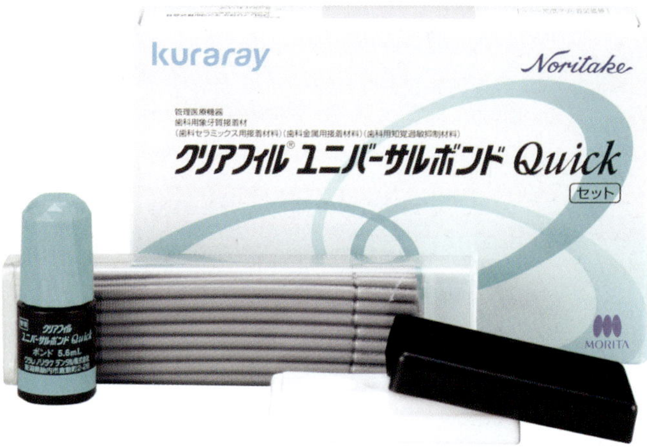

서론

Clearfil Universal Bond Quick(이하 Bond Quick)의 알기 쉬운 특징으로는 '기다리는 시간 없어도 높은 접착성'이나 '다용도로 사용할 수 있다'는 점이 부각되는데, 이를 실현하는 기술 배경을 알면 이 제품이 지각과민 억제제로서 커다란 기대를 가질 수 있다는 것을 이해할 것이다. 지각과민증은 단순한 질환인 반면 치료의 즉시 효과나 지속성을 예측하기 힘들다. 그렇기 때문에 여러 가지 지각과민 억제제가 존재하는데, 현 시점에서 많은 선생님이 대응에 고심하고 있다는 이야기를 듣는다. 여기서는 Bond Quick의 기술적인 해설과 함께 보다 확실하고 알기 쉬운 지각과민 처치에 대해 제안하고자 한다.

Bond Quick의 특징

(1) 고도의 치질침투성

Bond Quick은 고순도 MDP, 고침투성·경화성 모노머, 고활성 촉매를 함유하고 있어 바른 직후 모노머가 재빨리 치질에 침투(고침투성 모노머)함과 동시에 치질 표면 및 상아세관 내에서 고순도 MDP가 치질 칼슘과 결합해 반응물을 생성한다. 이것이 기다리는 시간이 필요 없는 이유이다.

(2) 강하고 단단한 피막 특성

그 후 air blow를 통해 물·유기용제를 제거해 광조사 하면 고활성 촉매의 높은 반응성에 의해 Mega Bond의 본딩 못지않은 경화성을 발휘한다[1]. 또한 Bond Quick에는 나노 필러가 함유되어 있어서 5~10 μm의 매우 강하고 단단한 피막을 형성한다[2].

이러한 기술적 배경으로 Bond Quick은 1액성의 본딩 시스템임에도 불구하고 '기다리는 시간 없이' Mega Bond에 필적하는 접착강도·피막 경도를 실현했다(그림 1).

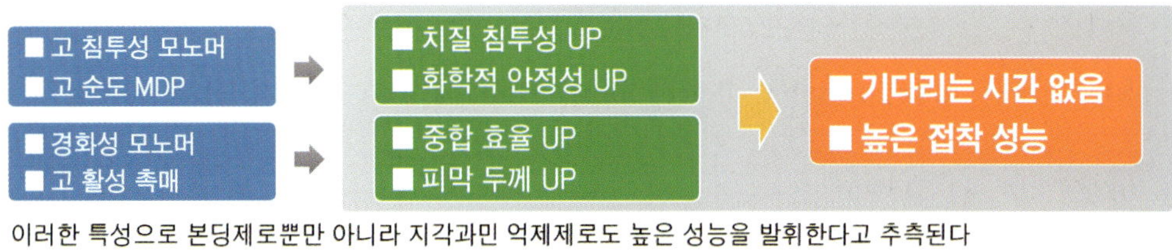

그림 1. Clearfil Universal Bond Quick의 특징.

작용 기전

본딩 시스템의 지각과민에 대한 작용 기전이 '본딩제에 의한 상아세관 및 치질 표면의 봉쇄'라는 사실이 명확해졌으므로 상세한 설명은 생략한다.

치료 방법 및 적응 증례

임상에서 경도·중등도의 지각과민에 대한 제1선택은 물리적으로 상아세관을 폐쇄하는 Teethmate AP Paste(56~57쪽)나 자가관리 제품이고, 이를 통해 증상의 변화를 확인해 효과가 낮은 경우에 본딩제를 이용한 응용을 생각한다. 그래도 증상이 소실되지 않는 경우는 발수 처치도 염두에 두어야 하므로 본딩제를 바르는 것은 치과의사와 환자에게 중요한 처치이다. 이러한 관점에서도 어느 본딩 시스템을 사용할 것인지가 중요한 포인트라고 할 수 있다.

앞에서 서술한 것과 같이 Bond Quick은 조작 순서가 간편하지만, 치질 침투성(봉쇄성)·치질 접착성·경화 특성(피막 안정성)은 매우 우수하므로 지각과민 억제제로서도 매우 유용하다고 생각한다. 더불어 피막 안정성이 높아서 칫솔에 의한 마모에도 잘 견딜 수 있다고 추측되므로 효과 지속성도 기대할 수 있다.

한편 아래의 증례에 대해 레진 계열 본딩제를 지각과민 억제제로 이용할 때는 신중을 기해야 할 것이다.

❶ 설감이 예민하기 때문에 도포 부위에 필요 이상으로 신경을 쓰는 증례

❷ 날아가 흩어진 본딩제가 치주낭 내에서 경화되어 오염원이 되는 증례

미중합층의 적절한 처리

지각과민 억제제로서 본딩제를 사용하면 치면에 치태가 부착하기 쉽다는 의견이 있는데, 이는 미중합층을 적절히 처리하지 않은 것이 원인이다. 일반적으로는 알코올 솜 등으로 미중합층을 제거하는 경우가 많은데 미중합층을 확실히 제거하기 위해서는 white point 등으로 가볍게 쓰다듬듯이 마무리해, 100% 경화된 중합층을 표면으로 노출시키면 좋다.

고시로 켄이치(Koshiro Kenichi)

1) 久野裕介ほか: 親水性多官能アミド系モノマーを含有した新規ワンステップセルフエッチングシステムの象牙質接着性能. 第144回日本歯科保存学会, 栃木, 2016.6.9.
2) 陶山雄司ほか: 新規接着システム Clearfil Universal Bond Quickの歯質接合界面の観察. 第146回日本歯科保存学会, 青森, 2017.6.9.

23. Fuji fil LC flow

(GC)

피복

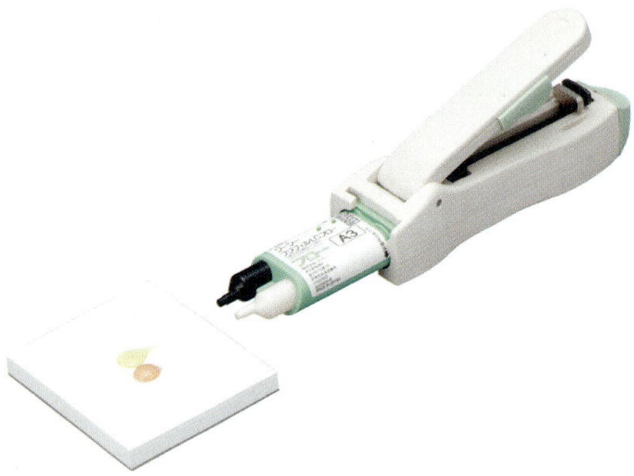

상아질지각과민증 처치법의 개념

치경부 지각과민증의 원인에 대해서는 많은 이론이 있는데, 임상 소견으로는 우식이나 외상과 같은 상아질의 노출에 의한 단순한 통증이다. 지각과민이라는 명칭 때문에 특수한 질환이라는 이미지를 갖는 것은 아닐까? 일반 의학의 증상명으로서 감각이상은 감각과민, 통각과민, 감각둔화 등 감각기관의 감수성 항진이나 저하가 있다. 알기 쉬운 예로는 피부 감각이 예민해지는 경우나 눈이 부신 경우 등이 있는데, 이때 감각이상을 호소하는 부위에는 기질적인 이상이 없고 원인은 다른 장기(자율신경, 척수 등)에 질환이 있어 2차적으로 감각기관에 증상이 나타난다. 치료는 당연히 원인이 되는 장기가 대상이다. 그러나 치과에서 이야기하는 지각과민은 통증 부위와 원인 질환이 일치하고 게다가 칫솔질 등으로 노출 상아질에서 통증을 확인할 수 있다. 나아가 치석제거 등으로 쉽게 질병을 재현할 수 있다. 이처럼 치경부 지각과민증은 감각의 항진에 의한 과민증이 아니라, 굳이 이야기한다면 지각과민증 양상의 증상이라고 해야 하는 상아질의 노출에서 일어나는 단순한 통증에 지나지 않는다. 명칭은 제쳐놓더라도 증상의 강도, 결손의 크기는 우식 등과 같이 여러 가지로 나뉘는데 모두 물리적 자극의 차단을 포함한 진정, 보존수복 처치를 하면 치유된다. 참고로 여기서 소개하는 Fuji fil LC flow 처치로 진정이 되지 않을 때는 육안으로 보이지 않는 법랑질 균열을 의심해 우식검지액 등을 사용해 정밀히 조사해야 한다.

지각과민 억제제에 필요한 성질

❶ 외래 자극을 확실히 차단할 수 있다.
❷ 효과에 지속성이 있다.
❸ 조직 자극성이 적다.
❹ 결손 치질을 수복할 수 있다.
❺ 외관을 손상하지 않는다.
❻ 상아질에 접착한다.
❼ 조작이 간편하다.

현시점에서 이상의 조건을 만족하는 재료는 글래스아이오노머 시멘트이고 이를 적용하는 것이 최선이다. 그러나 사용 방법에 잘못이 있으면 기대하는대로 효과를 올릴 수 없다. 재료의 성질과 술식을 이

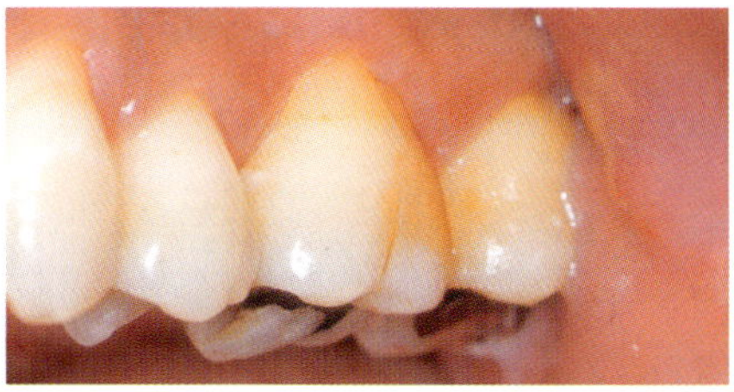

그림 1. 술전 소견: #26에 심한 치경부 지각과민증.

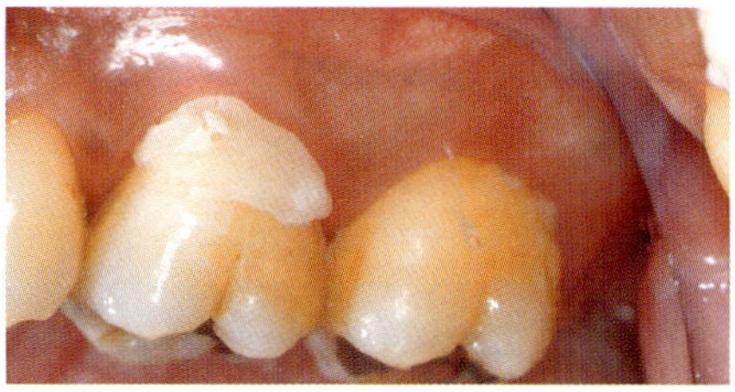

그림 2. 충전 직후: Fuji fil LC flow를 빠르게 충전하고 형태는 경화 후에 형성한다.

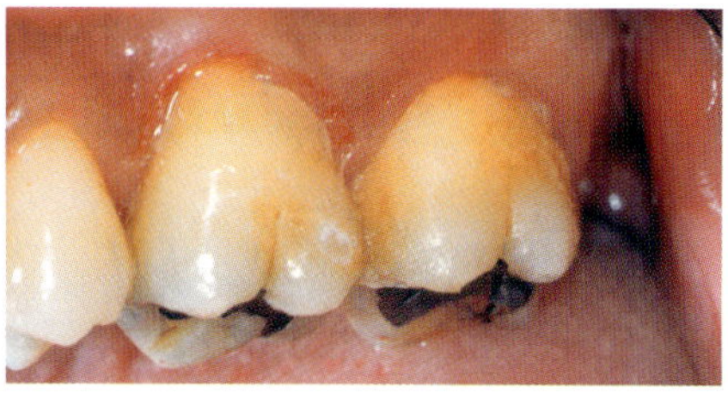

그림 3. 통증의 강약은 Fuji fil LC flow의 두께로 대응할 수 있다.

해하고 사용하면 지각과민증은 매우 간단히 사라진다. 실패는 재료의 탓이 아니다.

술식의 기본

글래스아이오노머는 감수(물과 닿으면 물성이 떨어지는 것)되면 좋은 결과를 얻을 수 없다. 감수 정도는 경화반응 초기일수록 강하고, 표층은 강한 반면 심층은 감수하지 않는다. 또한 경화 후에는 감수하지 않는다.

(1) 조작 순서와 감수 방지 지식

연화 직후에는 특히 감수하기 쉬우므로 주입 조작 중의 내뱉는 숨에 의해서도 표면은 감수층이 된다. 그러므로 경화 후 표면의 감수층을 형성해서 삭제하고, 그 아래 감수되지 않은 글래스아이오노머 부분을 수복면으로 하면 좋은 경과를 얻을 수 있다. 페이스트를 충전한 후 복합레진과 같이 표면의 모양을 만들면 이 부분이 감수된 층이 되므로, 이를 방지하기 위해 충전 후 바로 광중합해 경화시키고 형성하는 순서를 엄수한다.

(2) 임상 술식

❶ #26의 노출된 상아질 부분의 지각과민증(그림 1): 증상이 심하므로 세관 내 조직액을 응고시켜 감각 전달 차단을 기대하는 약제로는 통증을 완화시킬 수 없다.

❷ 컨디셔너 도포와 건조: 상아질 접착 효과를 올리는 처치이다[주)].

❸ Fuji fil LC flow 충전: 추천하는 방법은 끝이 가는 복합레진 충전용 시린지에 넣어 건조된 상아질 표면에 정확히 대고 조금 많게 충전하고, 표면 형성을 하지 않고 바로 광조사해 경화시킨다(그림 2). 결손이 작고 충전 면적이 좁을 때는 가는 붓이나 GC filling instrument Na00 등을 이용해 빨리 얇게 충전한다.

❹ 처치 후의 효과 확인: 찬물을 뿌려도 통증이 생기지 않는 것을 확인한다. 아직 통증이 있을 때는 연마 전에 글래스아이오노머를 추가해 층을 두껍게 만든다(치은연하 부분의 상아질이 충전되지 않은 경우가 있으므로 정밀히 조사한다).

❺ 형태 수정: 연마용 버로 형태를 정돈한다. 이 처치로 표면의 감수층이 삭제되어 튼튼한 글래스아이오노머층이 된다(그림 3).

사이토 스에오(Saito Sueo)

[주)] Air syringe로 건조하면 아플 때는 치면을 솜으로 닦아내는 것으로도 충분하다.

24. Clinpro XT Varnish

(3M ESPE)

피복

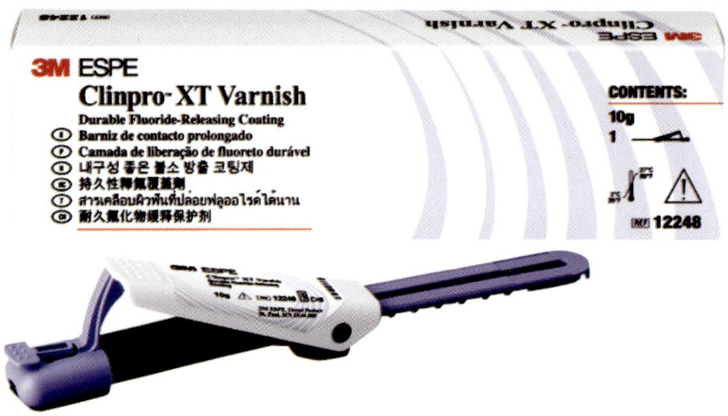

제품 개요

Clinpro XT Varnish는 이장에 효과적이라는 평가가 높은 Vitrebond[레진 첨가형(광경화형) 글래스아이오노머 시멘트]가 베이스이다. 따라서 치수에 매우 안전하고, 또한 불소화합물의 release와 recharge가 가능하기 때문에 구강 내의 환경 개선에 기여할 수 있다. 그리고 글리세로인산칼슘이 배합되어 오랜 기간에 걸쳐 인과 칼슘이 서서히 방출됨으로써 치질의 재석회화를 촉진할 수 있도록 설계되었다. 이러한 일련의 작용으로 지각과민을 억제한다.

작용 기전

베이스가 글래스아이오노머 시멘트(GIC)이므로 '**일단 바르면 상아세관을 빠르고 확실하게 봉쇄**'함으로써 자극의 전달을 shunt out해 지각과민을 억제한다. GIC에 의한 치면의 코팅은 치수에 안전하고 오랜 기간에 걸쳐 확실하다는 것은 이미 알려진 사실이다. 또한 타사의 지각과민 억제제에 비해 '두께가 있는 피복'이 확보되어 차단 효과도 있으므로 억제 효과가 높다. 더불어 '**불소화합물, 인, 칼슘이 서서히 방출되기 때문에 재석회화가 촉진**'되어 개구된 상아세관을 인산칼슘 결정물로 봉쇄하는 작용도 기대할 수 있다(그림 1).

GIC는 불소화합물을 release할 뿐만 아니라 불소화합물 배합 치약에 의해 불소화합물이 recharge된다. 따라서 '불소화합물의 저수지'가 항상 구강 내에 있으므로 구강 환경의 개선을 기대할 수 있고, 다른 부위의 지각과민증 발생 방지로도 이어진다.

사용 시 주의사항

어떠한 지각과민 억제제를 사용하는 경우에도 지각과민 부위의 청정화는 필수이다(5, 101쪽). 그러나

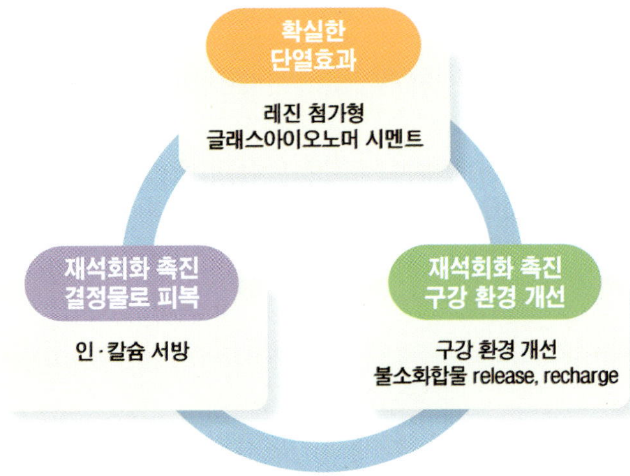

그림 1. 작용 기전.

지각과민 부위는 종종 통증을 유발하기 때문에 수세·건조하는 것이 어렵다. 따라서 치태나 음식물 잔사 등은 젖은 cotton pallet으로 제거하고 여분의 수분은 마른 cotton pallet으로 닦아내면 좋다. One step 본딩제를 베이스로 하는 레진 계열 억제제의 air blow와 같은 엄밀한 건조는 필요 없다. 다만 광조사 전에 타액이나 수분의 오염은 감수를 야기하므로 피해야 한다.

연화된 페이스트를 탐침이나 붓으로 환부에 바르는데, 이 제품은 점성이 적절해 잘 늘어나므로 바르기 쉽다. 그러나 액체 계열이나 레진 계열의 재료에 비해 피막의 두께가 있으므로 특히 치은구에 흘러 들어간 경우는 이른바 '거스러미'에 주의할 필요가 있다. 환자가 신경 쓰여 손톱으로 긁어 파손되거나 탈락하는 경우가 있다.

또한 경화 후에는 표면의 미중합층을 제거해 마무리하는 목적으로 젖은 cotton pallet에 이어 마른 cotton pallet 순서로 표면을 문지르면 좋다.

적응 증례 및 적합하지 않은 증례

GIC가 베이스인 재료이므로 확실히 '피복'을 만들 수 있다는 점에서 다른 억제제의 적용이 어려운 증례에서도 적용할 수 있다.

- 지각과민뿐만 아니라 치수충혈~급성치수염과 같은 증례(18쪽 참조)
- 공기에 의한 통증~냉수통이 있는 레진 수복물(특히 치경부 와동에서)

레진 수복물의 마진을 포함한 모든 부위를 커버할 수 있도록 얇게 바르면 효과적이다.

참고로 방습이 힘들거나 페이스트를 바르기 어려운 부위에는 적합하지 않다.

후지타니 모리오키(Fujitani Morioki), 센다 아키라(Senda Akira)

25. Fuji Ⅶ

(GC)

피복

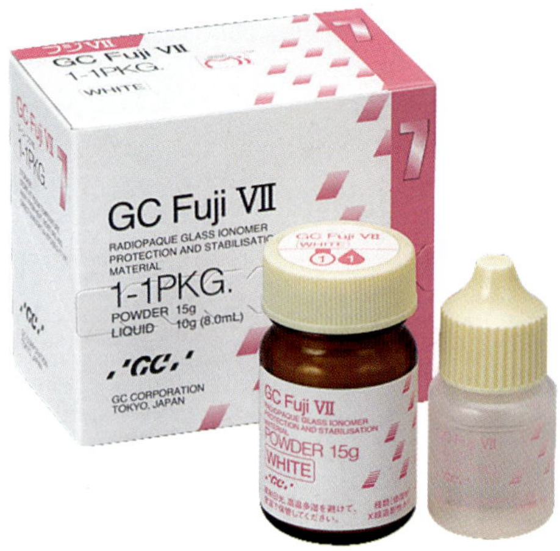

작용 기전

Fuji Ⅶ은 폴리아크릴산과 플루오로알루미노실리케이트 글래스로 구성된 글래스아이오노머 시멘트이다. 글래스아이오노머 시멘트는 상아질에 화학적으로 접착하기 때문에, 치질에 에칭 등의 손상을 주지 않고 효과적으로 상아세관을 봉쇄할 수 있다. 따라서 이 제품의 상아질지각과민증에 대한 치료 전략은 '피복'이다.

이 제품의 페이스트는 묽기가 적절해서 얇게 바를 수 있는 성질을 가지고 있고, 여기에 글래스아이오노머의 특성인 타액 등의 영향을 받기 어려워 안정된 치질 접착성을 기대할 수 있으므로 노출된 상아세관을 봉쇄하기 위한 technique sensitive는 없다.

글래스아이오노머 시멘트는 시간이 지나면서 경화물에 의해 불소화합물이나 다른 금속 이온 등을 release, recharge(서방·충전)한다는 사실이 알려져 있고, 이것이 치질에 침착되어 치질 강화나 재석회화가 일어난다. 특히 이들 이온은 매우 오랜 기간에 걸쳐 서서히 방출되는데, 이것이 레진 계열 재료[S-PRG 함유 레진 계열 재료(PRG Barrier Coat, 60쪽)를 제외하고]의 불소화합물 서방성과 다른 점이다.

Fuji Ⅶ는 신기술 도입으로 분말의 글래스 성분을 개량해 반응성을 높임으로써 활성도를 향상시켜, 현재 시판되는 글래스아이오노머 시멘트를 포함한 불소화합물 서방재료 중에서도 불소화합물의 서방능이 가장 높은 제품이다(6~7배, 그림 1). 따라서 지각과민을 야기하는 상아질의 재석회화에 매우 효과가 높다고 생각하며, 장기적인 지각과민 억제 효과를 기대할 수 있다.

이 제품은 칫솔에 의해 조금씩 마모되어 소실되어 가는데 상아세관의 봉쇄는 마이크로 레벨에서 지속되고, 재석회화 효과에 의해 경화체 피막이 육안으로 소실된 후에도 지각과민 증상이 재발하는 경우는 거의 없다.

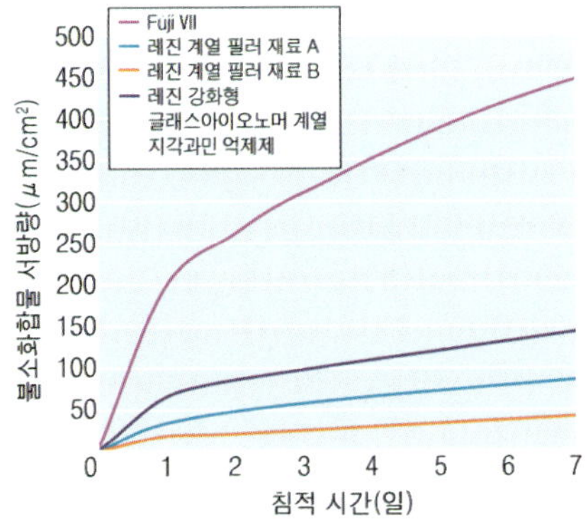

그림 1. 레진과 비교한 불소화합물 서방성.

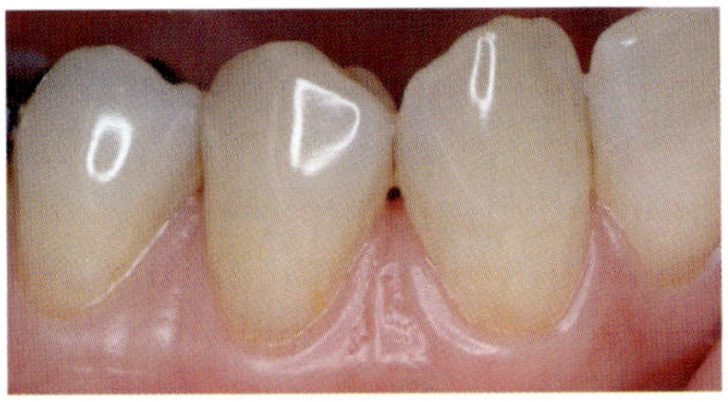

그림 2. 하악 우측의 상아질지각과민증(술전).

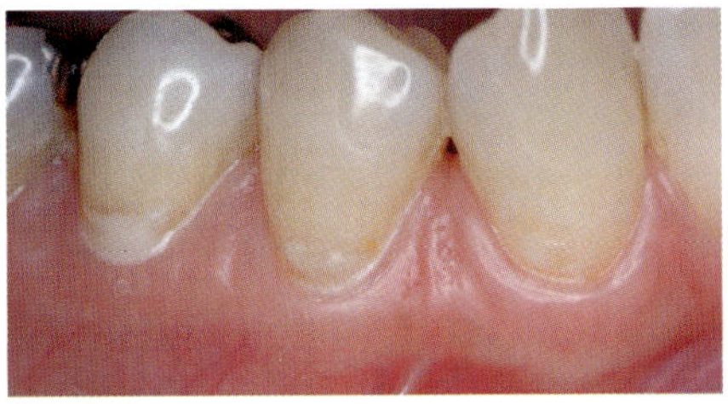

그림 3. Fuji Ⅶ(흰색)을 바른 후.

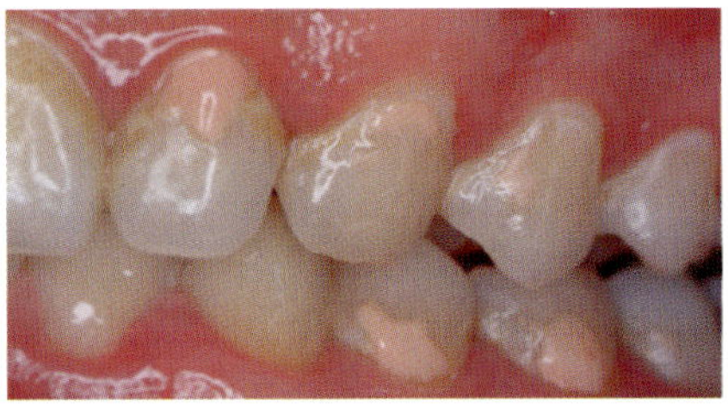

그림 4. 치경부의 초기 우식에 응용한 Fuji Ⅶ (핑크색).

제품 개요 및 사용 방법

Fuji Ⅶ은 분액 형태와 캡슐 형태의 2가지를 제공한다. 또한 각각 흰색(실제로는 아이보리에 가깝다, 그림 3)과 핑크색(그림 4)의 2가지가 있다.

분액 형태는 mixing pad 위에서 연화하고, 캡슐 형태는 안에 들어있는 분말과 액을 연화기로 연화해 페이스트를 준비한다. 그 페이스트를 탐침 등 끝이 날카로운 기구나 복합레진 충전기를 이용해 환부로 옮겨 균일하게 도포한다. 작업 시간은 연화를 시작하고 나서 1분 40초이고, 경화는 연화를 시작하고 나서 3분에 끝난다. 그 후 감수를 피하기 위해서도 varnish나 바셀린 등을 도포하는 것이 좋다.

재석회화를 기대하는 증례에 대한 전개

앞에서 서술한 것과 같이 이 제품은 오랜 기간에 걸쳐 높은 불소화합물 서방성을 기대할 수 있다. 따라서 상아질지각과민증에 대한 응용만이 아니라 재석회화를 기대하고자 하는 초기 탈회 부위나 초기의 치근면 우식 등에도 응용이 기대된다(그림 2~4).

탈회 부위의 효과적인 재석회화는 우식 와동을 형성하지 않는다는 MI의 기본적인 개념에서도 중요하지만, 유감스럽게도 그러한 효과를 기대할 수 있는 제품은 드물다. 이러한 상황에서 Fuji Ⅶ은 제품 특징에서도 알 수 있듯이 지각과민뿐만 아니라 초기 우식의 재석회화 치료 또는 우식 억제에 이르기까지 여러 증례에 활용할 수 있는 몇 안 되는 제품 중 하나로, 일상 임상에서 사용하기 편리하다.

히노우라 고(Hinoura Ko)

26. MS Coat ONE

(Sun Medical)

피복

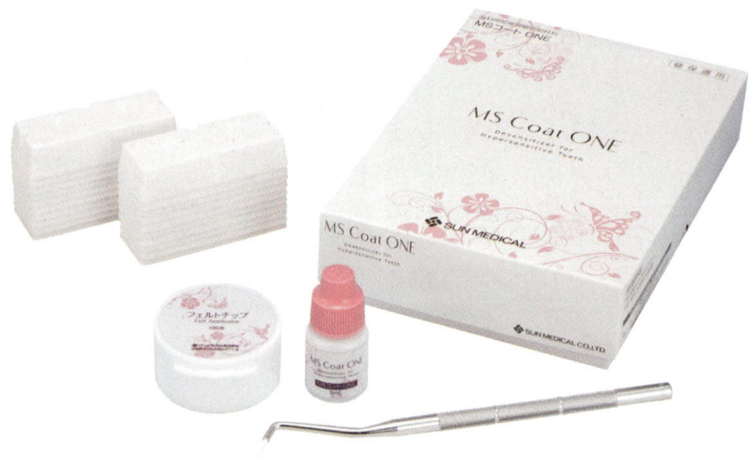

특징

MS Coat ONE은 나노 사이즈로 입자화한 2.5% 메타크릴산메틸(MMA)-p-스티렌술폰산(SSA) 공중합체(MS 폴리머)와 1.0% 옥살산이 치질의 칼슘과 반응함으로써 상아질 표면에 MS 폴리머 피막을 형성해 상아세관을 봉쇄하는 것과 함께, 세관 내에도 MS 폴리머 태그가 들어가 긴밀하게 상아세관을 막아 지각과민을 억제한다고 생각한다(그림 1, 82쪽 MS Coat F 참조).

미백 후의 법랑질 표면에 적용하는 경우는, 미세균열 안에서도 결정이 석출되는 것을 보면 높은 억제 효과를 기대할 수 있다.

기존의 MS Coat의 경우 고온이 되면 혼합액이 겔화되기 때문에 2가지 용액이 분리되어 있었으나, 미립자 분산 기술의 향상으로 고온에서도 겔화되지 않는 제품이 개발되었다. 신제품인 MS Coat ONE에서는 2가지 용액이 완전히 섞인 1액성이어서 아주 간편해졌다. 나아가 이 제품은 실온 보관이므로 쓸데없는 수고로움이 없다.

사용 방법 및 주의사항

대상 치면의 종류에 관계없이 적용 전에 특별한 처치는 필요 없다. 많은 양의 치태 등이 있으면 효과적인 피막을 형성할 수 없으므로 환부를 청소하고 수세·건조한 후 사전에 풀어헤쳐놓은 felt tip에 충분히 약액을 묻히고 약 30초 동안 문질러 바른다. 부드러운 air blow로 약 10초 동안 건조시키면 처치가 끝난다(그림 2). 이때 치은에 상처가 나지 않도록 한다. 효과가 불충분한 경우는 2~3회 문질러 바르는 것과 공기 건조를 반복한다.

적용 직전에 타액이나 혈액에 오염된 경우는 다시 수세·건조하고 나서 보통의 방법대로 적용한다. 또한 지각과민 증상이 심한 경우는 솜에 물을 묻히고 부드럽게 환부를 청소한 후 건조한다. 지혈제의 사용이 필요한 경우는 보스민이 적합하다. 그 외의 지혈제를 사용하면 지각과민 억제 효과를 방해할 가능성

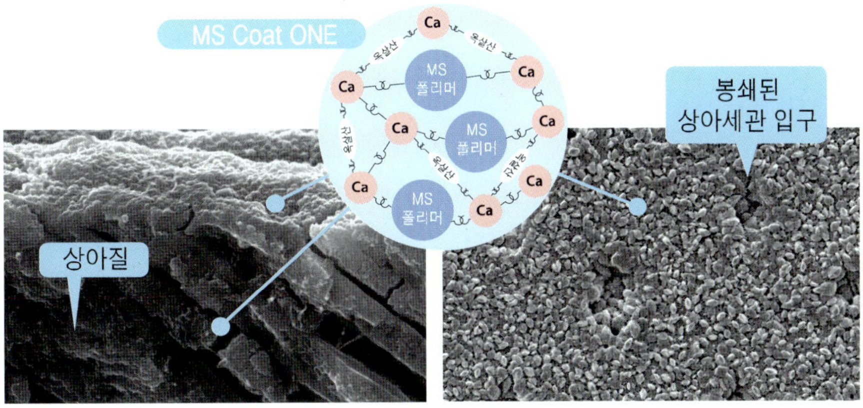

그림 1. MS Coat ONE을 바른 후의 상아질 표면.

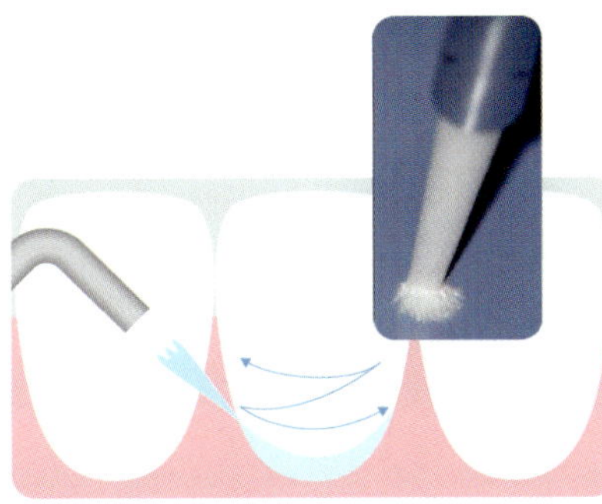

그림 2. Felt tip 사용법. 미리 단단한 물체에 대고 눌러서 끝을 풀어헤쳐 놓으면 넓은 범위에도 문질러 바르기 쉽다.

이 있으므로 유의한다.

치은연하에 대한 적용도 가능하지만 치은의 재부착을 기대하는 부위는 피한다. 잘못해서 치주조직에 손상을 주지 않도록 치은연하에 felt tip을 문질러 넣는 조작에는 주의할 필요가 있다.

그리고 MS Coat ONE을 적용한 면에 본딩제나 접착제를 사용할 경우에는 white point 등으로 적용한 치면을 얇게 삭제하면 충분하다. Superbond를 사용하는 경우는 MS 폴리머 피막을 제거할 필요가 없고 표면처리제 그린으로 10초 동안 처리하면 보통의 접착력을 얻을 수 있다.

결론

MS Coat ONE은 증례 선택, 적용법 및 보관할 때 특별한 제약이 없고, 분명한 탈회를 동반하는 치면처리도 하지 않아 치질의 착색도 생기지 않는다. 매우 간편하고 다루기 쉬울 뿐만 아니라 오랜 기간의 지각과민 억제 효과도 얻을 수 있으므로 원내 처치의 제1선택에 적합한 재료이다.

MS Coat ONE을 이용한 처치는, 간단히 치유되는 증례와 치수 신경의 과민화의 영향이 심한 난증례를 구분하는 screening test도 겸한다. 레진 충전 등 더 윗 단계의 치료로 진행해야 하는 경우에는 적용한 치면의 접착력을 회복시키는 방법 등도 명기되어 있으므로 그 후의 추가 치료 선택지가 넓은 재료이다.

야마모토 히로시(Yamamoto Hiroshi)

27. MS Coat F

(Sun Medical)

피복

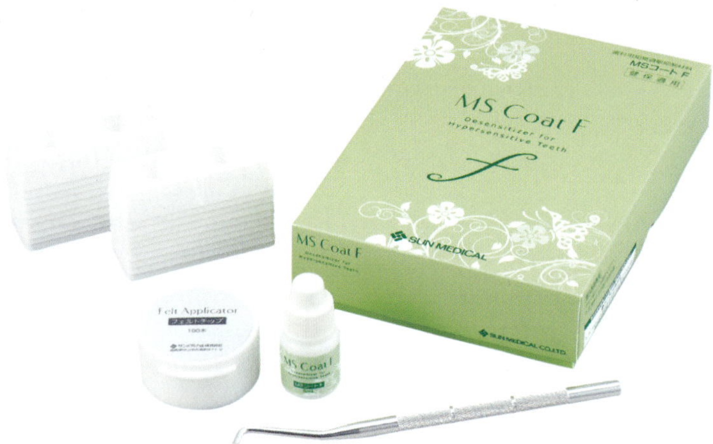

제품 개요

MS Coat F는 2액 혼합형이었던 초기의 MS Coat 그리고 개량된 MS Coat ONE과 마찬가지로, MS 폴리머의 emulsion(액체의 혼탁수용액)액을 환부에 도포하면 폴리머 피막을 형성해 개구된 상아세관을 막아 지각과민을 방지하는 재료이다(그림 1). MS Coat의 주성분인 MS 폴리머에 불소화합물을 조합시킴으로써 폴리머 피막의 내산성을 향상시켜 지각과민증뿐만 아니라 치근면 우식의 진행 억제나 산부식증의 재석회화 촉진으로 이어지는 것을 기대할 수 있는 재료이다(그림 2). *in vitro*의 유산침적시험에 의하면 MS Coat F를 도포한 치면은 MS Coat ONE을 도포한 치면에 비해 칼슘의 탈회량이 적다는 사실이 확인되었고, 높은 세관 봉쇄성을 가지면서 불소화합물과 이루는 상승 효과에 의해 높은 내산성을 가진 폴리머 피막을 형성하는 것이 시사되었다.

작용 기전

MS 폴리머를 이용한 재료에서 흥미가 있는 부분은 '왜 수용액을 도포하는 것만으로 폴리머 피막이 생기는 것일까?'라는 점일 것이다. 먼저 용액 안의 옥살산이 치질의 칼슘과 반응해 옥살산칼슘을 형성하고, 옥살산칼슘과 MS 폴리머 입자가 이온결합해 피막이 생긴다. 다시 말해서 옥살산칼슘과 MS 폴리머가 일체화된 피막의 효과에 의해 지각과민을 억제한다. 본딩제와 같이 중합에 의존하지 않는 점이 독자적인 부분이다. 필자는 앨라배마대학에서 상아질지각과민 억제제의 임상시험을 한 적이 있는데, 2액성이었던 초기의 MS Coat와 1액성으로 개량된 MS Coat ONE을 이용해 피험 치아 총 437개에서 3년 동안의 장기 평가를 시행한 결과, 지각과민 억제 효과가 100%는 아니지만 상당히 높은 비율로 억제하는 것을 확인할 수 있었다. 6개월 후 얻어진 결과는 3년 후에도 변하지 않는 것으로 보아 이 재료에 의해 억제된 지각과민 증례는 재석회화 등으로 자연 치유되었을 가능성이 있다는 결론에 이르렀다.

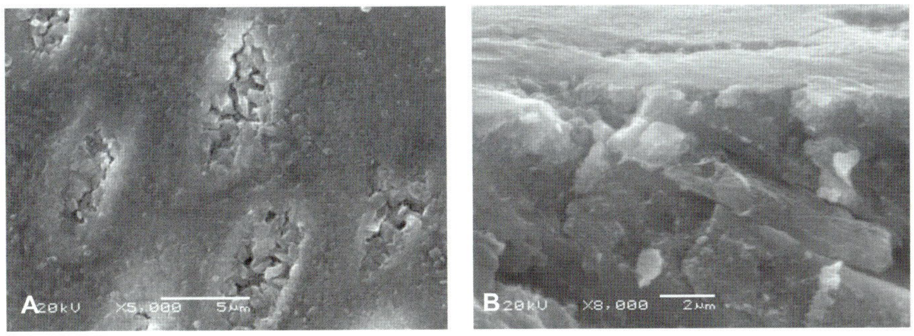

그림 1. MS Coat F에 의해 막힌 상아세관. **A**, 표면 모습. **B**, 분할면.

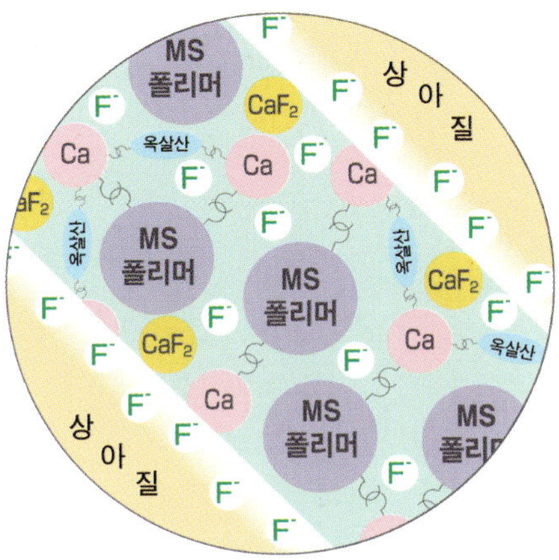

그림 2. MS 폴리머와 불소화합물의 관계.

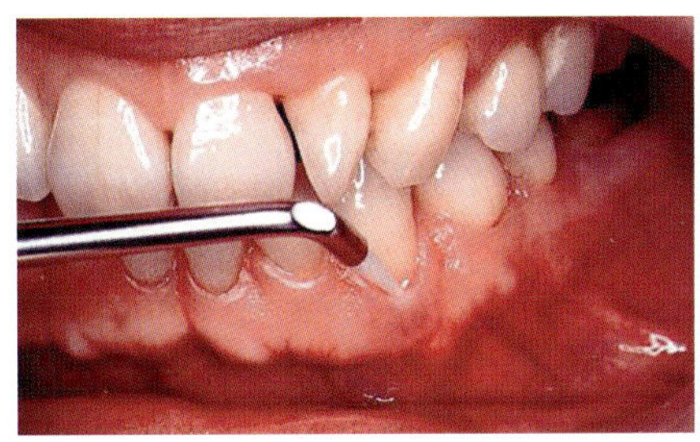

그림 3. 전용 applicator를 이용한 치은연하의 적용.

장점 및 주의사항

이들 재료는 최근 많이 사용되는 본딩제와 달리 중합이 필요 없으므로 사용법이 간편하고, 중합에 의존하지 않고 폴리머 피막을 형성해 코팅함으로써 개방된 상아세관을 막을 수 있는 것이 특징이다. 그리고 유기 용매나 산성 모노머를 함유하지 않으므로 치은점막에 대한 손상을 최소한으로 줄이면서 처치할 수 있다. 지각과민이 생긴 부위가 치은연하인 경우 어지간히 엄밀하게 치은압배를 하지 않으면 중합 방해가 일어날 가능성이 높지만, 중합이 필요하지 않으므로 그런 염려는 없다. 하지만 제품에 딸린 applicator를 이용해 확실히 치은연하에 바르는 것이 이 재료의 성공 열쇠라는 사실을 기억하기 바란다(그림 3).

또한 치아를 미백할 때는 지각과민을 방지하기 위해 사전에 지각과민 억제제를 바르는 것이 추천되는데, MS Coat F는 불화나트륨을 함유하고 있으면서도 미백 효과에 영향을 미치지 않는 것으로 분명히 밝혀졌다. 그러나 지각과민 처치 후에 환부의 결손을 수복할 필요가 있는 경우는 피막의 내산성이 올라가 있으므로 에칭 재료나 산성 모노머의 탈회를 억제함으로써 접착제의 접착을 저하시킬 가능성이 있다.

지각과민 처치 후의 접착 조작이 필요한 경우에는 불소화합물을 함유하지 않은 MS Coat ONE을 이용할 것을 추천한다.

스즈키 시로(Suzuki Shiro)

28. MS Coat Hys Block Gel

(Sun Medical)

피복

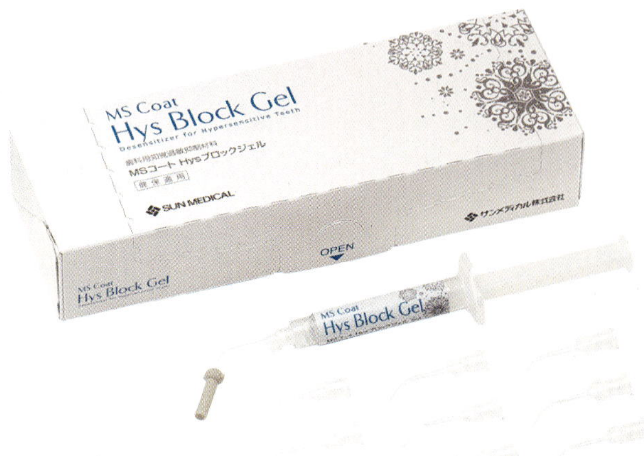

제품 개요

MS Coat Hys Block Gel은 MS Coat, MS Coat ONE, MS Coat F로 이어지는 MS Coat 시리즈에서 오랜 세월 길러온 'MS polymer emulsion'에 의한 피막 형성과 세관 봉쇄성 기술을 진화시킨 것이다. 특히 젤화를 통해 치아 표면에 체류하는 시간을 확실히 확보하는 것과 함께 각종 이온을 안정적으로 배합했다.

또한 기존의 MS Coat 시리즈에서는 필요했던 applicator를 이용해 문질러 바르는 과정이 사라지고, 도포 후 30초 이상 방치하고 양치하는 것만의 간편한 조작으로 더 높은 지각과민 억제 효과를 발휘한다. 이 제품은 MS 폴리머와 각종 이온을 치질의 칼슘과 반응시켜 고분자 피막으로 피복을 만드는 형태의 지각과민 억제제이지, 레진 시멘트나 본딩제 등의 레진 모노머를 중합개시재로 중합시켜 피막을 만드는 형태의 재료는 아니다.

작용 기전

치질의 칼슘과 옥살산이 반응해 옥살산칼슘의 불용성 염을 형성함과 동시에 치질의 칼슘과 반응한 MS 폴리머(MMA-p-스티렌술폰산 공중합체)도 응집하고, 옥살산칼슘과 MS 폴리머가 치질 표면이나 상아세관 내로 침전해 매우 얇은 고분자 피막을 형성한다. 이 고분자 피막으로 치질 표층 및 상아세관에 피복을 만들어 지각과민을 억제하는 작용 기전은 MS coat 시리즈 모두에서 공통되는 것이다(그림 1~3, 80~83쪽).

그리고 이 제품은 매우 얇은 피막이면서도 젤화를 통해 치질 표면에 체류하는 시간을 길게 확보해 칼

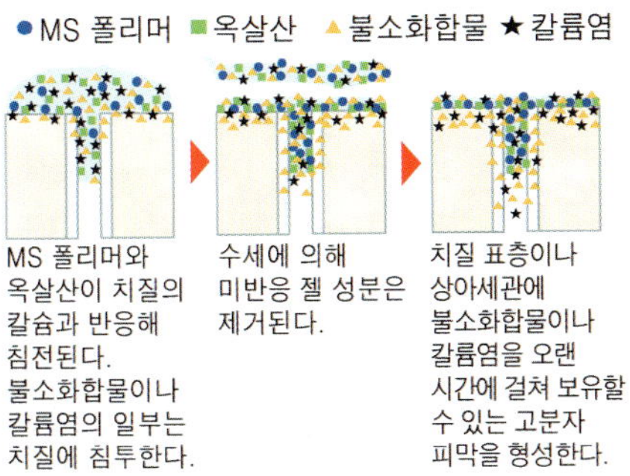

그림 1. MS Coat Hys Block Gel의 상아세관 봉쇄 기전.

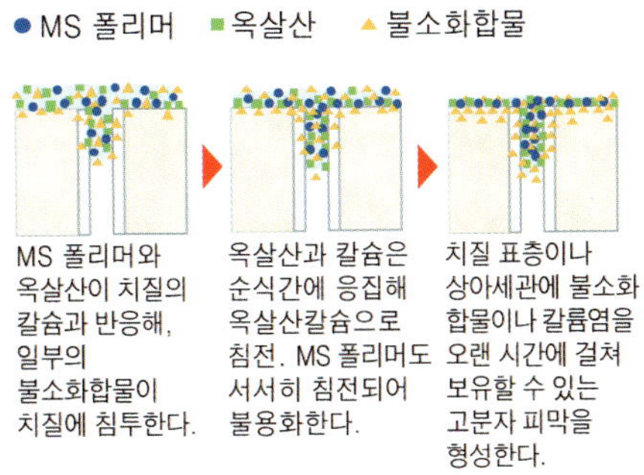

그림 2. MS Coat F의 상아세관 봉쇄 기전.

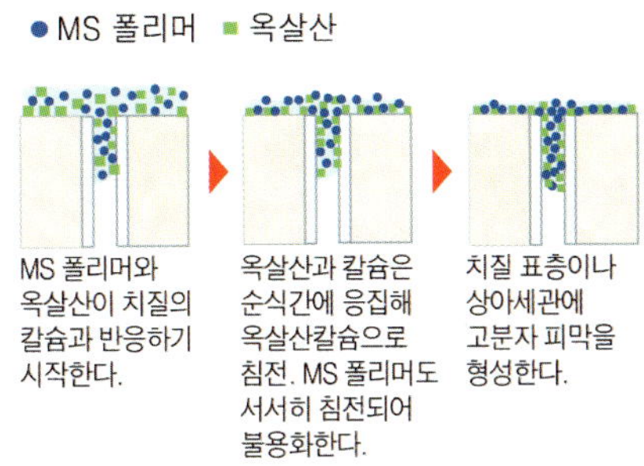

그림 3. MS Coat ONE의 상아세관 봉쇄 기전.

슘과의 반응을 촉진하고, 고분자 피막 안에 있는 불화나트륨과 칼륨염을 오랜 시간 안정적으로 유지할 수 있도록 개량되었다.

참고로 이 제품은 칼륨염에 의한 '감각둔화' 효과를 기대할 수 있다고 생각되는데, 현 시점에서 옥살산이나 불화나트륨과의 공존 상태에서 칼륨이온의 움직임에 관한 evidence가 충분하지 않다는 점에 대해서는 이후의 검토가 이루어지길 바란다.

사용 방법 및 주의사항

많은 양의 치태 등이 존재하는 경우는 환부의 청소가 필요하지만, 보통 특별한 전 처리는 필요하지 않고 혈액이나 타액을 젖은 cotton pallet으로 충분히 제거하고 나서 적용한다.

시린지 끝의 니들로 젤을 직접 환부에 도포하고 30초 이상 방치한 후 양치하면 된다.

한 번의 적용으로 효과가 보이지 않는 경우는 위의 조작을 다시 반복하는데, PMTC용 rubber cup에 젤을 넣고 저속 회전으로 문질러 바르면 더 효과적이다.

이 제품은 치은점막을 하얗게 만드는 일도 없고 치은구 내로 흘러 들어가도 특별한 문제는 없다. 또한 치아의 미백 효과에도 영향을 미치는 경우가 적다.

참고로 지각과민 처치 후에 레진 수복 등 접착 조작이 필요한 경우, 형성된 고분자 피막의 내산성이 높기 때문에 에칭 재료나 산성 모노머 등에 의한 탈회를 억제할 가능성이 있다 따라서 이러한 경우는 불소화합물을 함유하지 않은 MS Coat ONE을 이용할 것을 추천한다.

후지타니 모리오키(Fujitani Morioki)

제 5 장 상아질지각과민 — 생리학, 병태학, 기전 및 치료법

편저자의 첨언

이 장에 게재하는 논문(치계전망, **97**:393~402, 2001)의 원작은 2편으로 구성되어 있다. 이 번역문은 원작의 1부이고, 원문은 양이 2~3배에 이르므로 임상가를 위한 화제로 제공하기에는 너무 많다고 판단했다. 따라서 먼저 전문을 번역한 후에 저자의 의사를 가능하면 존중하면서 임상가인 독자가 읽기 쉽고 이해하기 쉬운 것을 염두에 두고 다시 편집했다.

이 논문은 상아질지각과민증의 원인론과 치료법에 관한 연구의 현재 상황과 발전에 대해 서술한 것이다. 특히 상아질지각과민증의 발생 기전으로 가장 유력한 동수역학설에 이르기까지의 흐름을 문헌을 review하면서 상세히 고찰하고 있으며, 또한 상아질지각과민증의 발생 기전을 기반으로 한 여러 가지 치료법을 소개한다. 마지막으로는 동수역학설을 근거로 한 치료법을 크게 나누어 저자가 추천하는 효과적인 방법이나 약제를 소개한다.

이들 내용은 이 책에서 서술하는 상아질지각과민증의 병태, 치료법의 3가지 기본 전략, 각종 지각과민 억제제의 특징과 사용 구분 등을 지지하는 것이고, 이것들을 간략하게 해설한 총설로서 이 논문을 소개한다.

참고로 더 깊은 이해를 바라는 독자의 편의를 위해, 마지막에 참고문헌을 원문 그대로 실었다. 참고하시기 바란다.

배경과 문헌 고찰

1) 동수역학설

상아질지각과민은 냉 자극에 대한 지각과민이나 일상의 수복처치 후 종종 일어나는 술후 지각과민으로 임상에서 커다란 문제가 된다. 그 기전을 해명하고자 하는 시도에 의해 이제까지 많은 이론이 생겨났다. 그 중에서 현재 주류를 이루는 것이 와동 기저부 액체의 움직임을 관찰한 1890년대 후반의 Gysi[1]의 임상 보고에 기초를 둔 것이다.

그로부터 67년 후 Brännström[2]은 생물학과 임상을 연결해, 보다 정교하고 치밀한 동수역학설을 제창했다. 동수역학설은 과학적으로도 정당하다고 인정을 받았고, 현재 여기에 기초한 치료방법이나 약제가 상아질지각과민의 효과적인 처치법으로 받아들여지고 있다.

2) 지각과민의 빈도

Hotz 등[3]은 80%의 사람이 살아가는 도중에 상아질지각과민을 경험하고 상아질이 노출된 경우는 특히 더 심하다고 추측했다. 또한 Cobb 등[4]은 수복치료에 동반하는 술후의 지각과민은 커다란 문제라고

했다. Pashley 등[5)]은 구치에 일반적인 크라운 지대치를 형성한 경우에는 상아세관이 100만~200만개 노출해 액체 흐름의 커다란 줄기가 되어 공기나 냉감각에 대한 상아질의 지각과민을 야기한다고 했다.

Christensen[6)]은 변연이 치은연상에 있는 경우의 인레이 형성에서는 39μm까지의 간극이 액체의 이동이나 세균 침입을 허용하는 한계이고, 치은연하에 있는 경우에는 100μm까지의 간극이 한계라고 보고했다. Felton 등[7)]은 아메리카대학 치학부의 치료에 있어서 임상적으로 받아들일 수 있는 크라운의 간극은 5~450μm라고 보고했다. 그리고 Olgert 등[8)]은 5~24%의 크라운이나 FPD(Fixed Partial Denture, 다시 말해서 이 논문에서는 브리지를 의미한다)가 늦건 빠르건 치수나 근첨 주위 조직의 염증을 일으킬 것이라고 추측했다.

3) 지각과민과 세균 감염

Brännström[9)]은 세균 감염이 부적당한 수복물 아래에서 생긴 치수염의 주요 원인이라는 것을 보였다. 그리고 Cox[10)]는 현재 사용하는 수복 재료의 대부분은 법랑-상아질 계면에 하이브리드층을 형성함으로써 변연 봉쇄를 얻을 수 있으므로 치수의 심한 염증을 초래하지 않는 것을 반복해서 보였다.

Felton 등[11)]은 임시 처치의 기간이 2주를 넘는 경우에는 브리지 아래에서 상아질지각과민이 아주 잘 나타난다고 보고했다. Brännström[12)]은 유치의 경우 봉쇄성이 나쁜 임시수복물 아래에서는 3주 만에 세균이 치수에 도달하고, 또한 상아질 면이 1~2주 동안 노출되면 적어도 치수를 향한 상아세관의 도중까지 세균이 침입할 것이라고 했다. Cagidiaco 등[13)]은 임시수복물 아래의 상아세관이 봉쇄되면 세균 오염은 보이지 않지만, 봉쇄되지 않은 세관에서는 세균의 침입을 볼 수 있다는 것을 보였다.

주로 금속 수복물이 장착된 치아에서 보이는 가변성의 간극은 냉 자극이 가해진 경우 또는 저작압에 의해 치아와 금속이 변형된 것 같은 경우에 날카로운 통증을 초래하는 경우가 있다. 이들 간극에는 치수의 염증이나 괴사를 초래하는 어떤 세균이나 독소가 충만하게 된다[9)]. Land 등[14)]은 크라운 지대치의 최종인상 채득 전에 출혈을 억제하기 위해 사용하는 산성의 지혈제가 도말층이나 도말 치태를 산으로 부식한다. 그 결과 초기에는 공기나 냉감각에 대한 지각과민을 일으키고, 그 후에는 상아세관을 크게 개구시켜 세균 감염이나 괴사를 야기하는 것을 많은 임상적인 고찰을 바탕으로 이야기했다. 감각둔화제는 상아질지각과민을 곧바로 방지할 뿐만 아니라 상아세관을 봉쇄해 세균 감염을 막는다는 점에서도 중요하다.

상아질 감각에 관한 연구의 전개

1) 상아세관과 신경섬유

Hanazawa[15)]에 의하면, 새롭게 개발된 현미경을 이용해 맨 처음으로 상아질의 구조를 관찰해 '치아의 복합조직 전반에 세관 구조를 하는 작은 "투명 파이프"가 다수 존재한다'고 기록한 것은 Leeuwenhoek이다.

또한 Fearnhead[16)]에 의하면, 치아의 지각과민증을 설명하려고 했던 맨 처음의 연구자 중 한 사람이

영국의 해부학자 John Hunter이다. 그는 지각과민이 우식 와동 안의 신경에 의해 일어난다고 생각해 '상처로 인해 몸의 다른 부분의 신경이 노출된 경우에도 치아의 신경이 노출되었을 때와 같은 격렬한 영향은 보이지 않는다. 아마도 치아에서 열감각이나 냉감각에 대한 반응이 다른 어느 부위보다 빠르고 또한 반응이 심한 이유는 치아 신경의 전달 속도가 빠르기 때문일 것이다'라고 했다.

치수의 상아아세포층 아래에 존재하는 신경섬유총에 대해 처음으로 이야기한 사람은 Raschkow[17]로, 나중에 이 신경총은 Raschkow총이라고 명명되었다. 상아세관의 존재는 이보다 후에 Frankel과 Muller에 의해 관찰되어 보고되었다[16]. Henle는 상아세관에 틈이 있어서 모세관현상에 의해 이 안의 체액이 유동하지는 않을까라고 추측했다[16]. Kolliker는 분리된 상아세관을 관찰했는데, 그것을 상아아세포 돌기라고 오인하고 말았다[17]. 상아아세포 돌기(톰스 섬유)에 대해서는 Tomes[18]가, 상아아세포는 치수에서 발생하는 상아세관의 내용물이라는 이론을 맨 처음 발표했다. 그러나 상아아세포 돌기가 세포에서 발생하는지, 또한 실제로 치수신경과 이어져 있는지는 아직 분명히 밝혀지지 않았다.

2) 상아세관과 상아아세포 돌기

상아세관 안에서 상아아세포 돌기가 확인된 후 Neumann[19]은, 상아세관은 강하고 단단한 벽을 가지고 있으며 상아아세포 돌기인 상아섬유를 함유하고 있다고 결론을 내렸다. 그는 맨 처음으로 상아세관의 벽을 '초(sheath)'라고 기술했다. Arkovy[20]는 'Beale가 상아아세포 돌기가 상아아세포에서 파생한 것이라는 사실을 검증했다'고 발표했다. 또한 Huber[21]는 'Boll은 1868년에 신경섬유가 상아세관에 도달해 있다고 생각하고, 상아세관에는 상아아세포로 이어지는 것과 신경섬유로 이어지는 것의 2가지가 존재한다고 고찰했다'는 사실을 발표했다.

White[22]는 상아아세포 돌기는 치수 안을 거쳐 상아신경과 융합한다는 가설을 세웠다. Arkovy는 'Beal, Robin, Magitot 등이 상아세관은 치수강 부근에서 굵고 끝으로 갈수록 좁아지며, 고령이 될수록 소실된다는 견해로 합의했다'고 이야기했다[20]. 또한 Arkovy에 의하면, Barrett는 치수 내부의 신경은 상아세관 내를 지나고 상아아세포 돌기는 대부분 상아신경이 신장한 것이라고 고찰했다[20]. 그리고 Litch[23]는 치수와 치근막은 모두 치아의 감각기능에 있어서 중요한 것이라고 발표했다.

Hopewell-Smith[24]는 상아아세포 돌기를 감각 임펄스의 전달수용기라고 간주하고, 상아아세포 돌기는 이제까지 생각해왔던 것보다는 신경조직과 밀접하게 연결되어 있으며 치수신경의 실제 종말기관이거나 혹은 상아신경절이라고 하는 상아질지각과민을 해명하는 다른 개념을 소개했다. 나중에 Hopewell-Smith[25]는, Morgenstern에 의해 유초신경이 법랑질에 도달하는 특별한 세관 안에 들어있다고 제창했다는 사실도 언급했다. Huber는 상아아세포 돌기에 대해 논했는데, '상아질의 처치 도중에 생긴 상처나 손상에 의해 상아아세포의 신진대사에 어떠한 변화가 생긴 결과 생성된 열이나 화학물질이 치수신경 말단을 자극한다는 생각은 부정할 수 없다'고 기술했다. 그는, 치수신경은 상아아세포나 치수의 다른 세포와는 직접 연결되지 않는다고 생각했다[25]. Hopewell-Smith는, Romer가 감각신경세포는 상아아세포 안에 들어 있고 상아질이나 돌기 내부의 법랑 '방추'를 통한다고 지적했다고 했다. 그러나 Romer는 나중에 상아질 내부의 신경 분포에 관한 이전의 생각을 철회했다[25]. 같은 논문에서 Hopewell-Smith는, Dependorf가 기질 안과 상아세관 안에 존재하는 신경섬유에 대해 기술했다고 했다.

상아질지각과민의 연구가 전개된 역사를 돌아보고 여러 연구자의 의견을 보면 그들의 생각은 근본적으로 다른 2가지 이론으로 발전되어 왔다고 할 수 있다. 다시 말해서 치수에서 상아세관을 통하는 것 같은 신경섬유의 총이 상아질에 있다는 이론과 상아아세포와 그 돌기는 치수 내의 신경에 자극을 전달하는 것에 관여한다는 이론이다. 그러나 1960년에 처음으로 동수역학설이 제창되고, 이 이론이 보급되어 현재는 많은 치과의학자나 임상가가 받아들이고 있다.

동수(유수)역학설

Brännström[26,27]의 동수역학설(Hydrodynamic theory)은, 상아세관은 액체로 채워져 있는데 상아세관의 표면이 자극을 받으면 상아세관 복합체의 강한 모세관현상에 의해 상아세관용액의 이동이 일어나고, 이것이 치수의 신경섬유에 의해 감지되어 최종적으로 통증으로서 인식된다는 사실에 기초하고 있다.

이 이전에도 동수역학설에 가까운 생각을 가진 연구자는 있었다. 따라서 그들의 생각을 아는 것은 연구의 역사를 기록하기 위해서도 중요한 것이다. 이들 중 맨 처음의 연구자이자 현재도 가장 많이 이용되는 것이 동수역학설의 액체의 기전을 이야기한 Gysi[1]이다. Gysi의 생각은 Brännström의 동수역학설에 가까운 것으로 거기에서 계속되는 연구와 마찬가지로 중요한 것으로 인정을 받고 있다.

Fish[28]는 상아세관 복합체 안에는 림프액이 존재해 상아세관이 치수 안의 림프절에 연결되어 있고 상아세관을 통해 치수로 림프의 흐름을 불러일으킨다고 확신했다. Fish는 확산 실험을 시행해 상아질의 손상이 어느 수준까지 도달하면 손상을 받은 쪽에서 세관 내의 물질이 응고해 마찬가지의 과정을 거쳐 주변의 세관을 자극한다는 것을 보였다. 따라서 와동 형성에 의해 치수쪽에 2차상아질이 형성되면 침습을 받은 세관의 상아질 내액의 흐름이 늦어진다. Fish[29,30]는 이러한 상아세관의 개구를 죽음의 흔적이라고 칭했다.

Orban[31]은 발치 후 치아를 관찰해 상아세관 내에 상아아세포가 존재한다는 것을 보였다. 그는 그 이유를, 표면의 손상에 의해 상아아세포 돌기가 수축해 세관 내로 상아아세포를 견인했기 때문이던지, 발치 도중에 치수나 상아질에 기계적 압력이 가해져 상아아세포의 빨아들이거나 빨아올리는 반응이 일어났기 때문일 것이라고 해석했다[32].

Kramer[33]는 이장을 하지 않은 화학중합 클리어필 레진 수복물 아래에서는 상아아세포의 흡수가 일어난 반면, 이장을 한 경우에는 흡수가 일어나지 않는 것을 보였다. 그들은 상아세관 위에 이장을 하는 적절한 세관 봉쇄 효과에 의해 클리어필 레진의 열중합으로 인한 유해한 반응을 저지할 수 있다고 설명했다.

또한 Kramer[34]는 상아질지각과민과 세관 내 물질의 움직임과의 관계를 보고했다. 그는 상아아세포의 흡인과 통증과의 연관성에 대해 연구했는데, 동수역학설에 언급되어 있음에도 불구하고 그는 자신의 발견에 기초한 개념을 세우지 못했고 임상적 발견도 없었다. 또한 Anderson[35]은 상아질지각과민은 세관 내의 신경섬유에 대한 직접적인 자극으로 일어나는 것이 아니라 치수 내의 상아섬유에 대한 자극이 세관을 통할 때 증폭됨으로써 일어난다고 생각했다. 그는 통증의 수용기가 상아질이 아니라 오히려 치수에 있다고 생각했다.

상아세관 복합체와 모세관 힘

액체가 상아세관 내를 흐르는 속도는 초속 2~4mm 정도이고[36], 생활 치수의 치수 내압은 15~30mmHg라고 보고되어 있다. 따라서 외압과의 차이로 인해 상아질 벽 $1mm^2$당 5~7만개의 상아질 세관[9]에서는 세관압에 의해 적어도 하루에 100번은 개구된 세관이 비어있을 가능성이 있다[37]. 세관 내 용액의 열팽창 계수는 세관벽의 약 10배이다[27]. 상아세관의 치수쪽 말단의 평균 직경은 2.5μm인 반면 법랑상아 경계에 가까운 쪽의 직경은 0.8μm밖에 되지 않는다[38]. 따라서 2μm의 직경 변화가 야기하는 세관 내 액체의 이동이 신경섬유를 활성화한다는 것을 알 수 있다[12]. 상아세관이나 내액에 대해 알려진 이러한 사실에 비추어 보면 상아세관 복합체 내부에서 일어나는 모세관 힘의 강도, 그리고 몇 μm라도 세관의 직경이 변화되면 세관 내 액체의 삼출이 일어나므로 그 결과 통증이 생길 것이라는 사실은 쉽게 이해할 수 있다[26].

상아질지각과민의 발현 빈도

상아질지각과민은 온도, 건조, 접촉, 침투 및 화학적 자극으로 인해 노출된 상아질이 반응해 일어나는 짧고 날카로운 통증을 특징으로 하며, 치질의 결손이나 병리적인 변화가 원인은 아니다[39,40].

상아질지각과민의 발현율은 논문에 따라 15~30%로 다양하다. Abel[41]은 미국의 발현율은 25%라고 보고했다. Jensen[42]은 20℃의 양치액으로 입을 헹군 3,000명의 환자에서 발현율은 30%였다고 보고했다. Graf & Classe[43]는 1977년 스위스에서 시행한 연구에서 탐침으로 가볍게 문지른 경우에 지각과민을 호소하는 환자는 14.5%였다고 보고했다. Flynn 등[44]은 1985년 스코틀랜드에서 앙케트와 구강 내 검사를 통한 연구에서 발현율은 28%였다고 했다. Fischer 등[45]은 앙케트 및 air blow와 탐침으로 문지르는 구강 내 시험 결과로부터 발현율이 25%였다고 보고했다. Scherman[46]은 4,000만 명의 미국인이 평생 동안 상아질지각과민에 의한 불쾌 증상을 경험할 것이라고 추측했다. 많은 연구에서 남성보다 여성이 상아질지각과민의 발현율은 높지만 통계적인 유의차는 크지 않다. 또한 발현율은 29~39세에서 가장 높은 것 같다[47].

상아질지각과민의 치료 방법

상아질지각과민을 설명하는 동수역학설이 과학적으로 인정을 받은 것과 동반해, 치료법은 상아세관의 봉쇄와 액체의 이동을 막는 것으로 압축되었다. 세관의 부분적인 봉쇄라고 해도, 체액의 흐름은 세관 반경의 4제곱에 비례하므로 상아질지각과민을 억제하는 효과가 있다[48]. 또한 다른 치료법으로는, 세관 내에서 액체의 이동에 의해 일어나는 신경의 흥분을 억제하기 위해 세관 신경의 감각을 둔화시키는 방법이 있다.

Grossman[49]은 상아질지각과민의 치료에 이용하는 감각둔화제의 이상적인 조건을 제시했는데, 그 제언은 아직도 유효하다. 그 조건은 치수를 자극하지 않을 것, 적용할 때 비교적 통증이 없을 것, 적용법이 간단할 것, 즉시 효과가 있을 것, 효과가 한결같을 것 등이다. 상아질지각과민에 관한 최근 지견에 따라 이러한 제언에 '치수에 세균이나 세균이 생산하는 독소가 침입하는 것을 막기 위해 세관을 봉쇄하거나 전색할 것'이라는 항목을 추가할 수 있다.

Lilja[50]는 상아질지각과민을 일으키는 치아에서는 치수에 도달하기까지 세관의 전부가 개구되고, 이렇게 개구된 세관은 체액의 이동에 의한 지각과민의 원인이 될 뿐만 아니라 세균의 침입로도 될 것이라고 했다.

상아질지각과민에 대해서는 많은 치료법이나 약제가 사용된다. 약제 중에서는 치약이나 양치액에 함유되어 환자가 집에서 사용할 수 있는 제품도 있다. 그 외에도 치과의사가 cotton pallet이나 브러시를 사용해 약제를 바르거나, 레이저나 이온 도입기와 같은 매우 고도의 기기를 이용하는 치료법도 있다.

1) 여러 가지 약제의 도포

(1) 불소함유제

Lukomsky[51]는 상아질지각과민의 치료제로서 불소를 사용할 것을 처음으로 소개했다. Hoyt & Bibby[52]는 33% 불화나트륨 함유 치약은 상아질지각과민을 완화하는 효과가 있다고 보고했다. Ehrlich[53]는 14일 동안 불소 농도를 유지하는 2% 산성 불화나트륨을 단독으로 도포하는 것에 대해 보고했는데, 기계적인 자극에 대해 임상적인 개선을 보고한 6개월 후에는 주사전자현미경으로 관간상아질에서 과립 모양의 침전물을 관찰했다고 했다. Pashley[54]는 불화나트륨은 상아세관의 내외에 불용성의 불화칼슘 결정망을 형성하는 작용이 있다고 보고했다. 이 결정은 아주 작아서(약 0.05μm), 다른 결정성 약제와 마찬가지로 단독 도포로는 상아질의 투과성을 저하시켜 세관을 봉쇄하는 작용을 할 수는 없다.

치료에 이용되는 불소화합물은 불화제1석, 모노불소인산나트륨, 티타늄테트라플루오라이드, 불화란탄 등이다.

(2) 스트론튬

Hodge[55]는 스트론튬이 상아질을 포함한 석회화된 조직에 강하게 흡수되는 것을 보였다. Pawlowska[56]는 스트론튬이 치근부 상아질의 유기 복합체를 전색하므로 상아질지각과민에 효과가 있다고 했다. Kun[57]은 주사전자현미경으로 상아질 면과 세관 복합체에 스트론튬 이온이 침입해 있는 것을 보였다.

Orchardson[58]은 상아질지각과민의 치료에서 10% 염화스트론튬 함유 치약의 효과를 판정하는 많은 임상 시험을 했다. Saleeb와 DeBryn[59]은 세관의 경화가 상아질에서 스트론튬의 감각둔화 효과와 관계가 있다고 결론지었다.

(3) 수산화칼슘

Green[60]은 치경부 지각과민의 완화를 위해서는 수산화칼슘이 효과적이라고 결론지었다. Trowbridge[61]는 동물 실험을 통해 수산화칼슘은 신경 유도에 영향을 미치거나 저하시키지 않는다는 것을 보였다. 또한 Addy와 Dowell[62]은 수산화칼슘에 의한 상아세관 봉쇄는 상아질지각과민을 치료하는 경우에는 신뢰할 수 없는 것이라는 점을 시사했다.

(4) 칼륨염

Hodosh[63]는 질산칼륨 함유 치약이 상아질지각과민 완화에 중등도의 효과가 있다고 발표했다. Tarbet 등[64]은 5% 질산칼륨 함유 치약은 상아질지각과민을 완화하는 효과가 풍부하다는 것을 보였고, 이는 Nagata 등[65]에 의해 확인되었다. Salvato 등[66]과 Silverman 등[67]은 3.75% 질산칼륨 함유 치약도 임상적으로 상아질지각과민의 완화 효과가 있다는 것을 보였다. Chester 등[68]은 5.3% 구연산칼륨 함유 치약은 임상적으로 상아질지각과민의 완화에 효과가 있다고 발표했다.

Greenhill & Pashley[69]는 *in vitro* 연구에서 질산칼륨은 단독으로 상아세관의 투과성을 억제하는 효과를 가지지 않는다는 것을 보고했다. Ling 등[70]은 *in vitro* 연구에서 5% 질산칼륨 함유 치약, 3.75% 염화칼륨 함유 치약, 구연산염화칼륨 함유 양치액의 어느 것에서도 상아세관을 막는 효과는 없었다고 보고했다. 또한 그들은 치약 안의 연마 성분이 세관의 폐쇄효과를 만든다는 이론을 지지하고 있다[71,72].

Pashley[54]는 칼륨염의 작용 기전에 대해, 질산칼륨은 신경이 흥분하지 않도록 세관 내의 액체 유동을 감지하거나 기계수용기의 감수성을 약화시키는 데 작용한다고 설명한다. Pashley는 같은 논문 안에서, 칼륨염은 관간신경의 흥분을 억제하는 효과가 있다는 것을 보이는 Kim의 미발표 소견을 언급했다. 그러나 Stead 등[73]은 상아세관 내 액체의 바깥을 향한 이동은 1가, 2가 이온이 내부로 확산하는 것을 방해하는 barrier가 될 수 있다고 했다.

McCormack & Davies[74]는 칼륨이온은 0.1mM이라는 낮은 농도에서 상아아세포 돌기로부터 제2메신저를 효과적으로 방출시킬 수 있다는 가설을 세우고, 이 메신저가 세관의 다른 한쪽 끝으로 쉽게 도달할 수 있으며 산화질소의 유리기라고 생각했다. 다른 연구에서는 산화질소가 과민해진 침해수용기를 조절함으로써 무통작용에 관계한다고 보고되어 있다.

Orchardson[58]과 Stead 등[75]은 칼륨의 확산 모형을 사용한 *in vitro* 실험에서 신경 주위에 10mM 이상의 칼륨 농도가 있으면 상아세관 복합체 내 체액의 이동에 대한 신경의 반응은 억제된다는 가설을 세웠다. 또한 그들은 상아질 외면에 500mM의 고농도 칼륨을 국소적으로 적용하는 모의실험을 시행해, 세관의 유동률이 낮거나 치수상아질 경계가 비교적 불투과성인 경우에는 신경전달을 막을 수 있는 충분한 양이 될 때까지 세관의 칼륨이온을 올릴 수 있다고 증명했다. 그러나 이것은 단순히 세관 내 신경섬유에 대해서만 고려한 모형으로 이루어진 실험이어서, 엄밀한 의미에서 치수 내 신경은 고려되지 않았다는 점을 이해하고 있어야 한다.

Peacock & Orchardson[76]은 구연산칼륨과 주석산칼륨은 다른 염보다 신경전달을 막는 효과가 높다는 것을 시사했다.

(5) 옥살산염

Greenhill & Pashley[69]는 dentinal disc model(상아질원반시료시험)로 상아세관을 봉쇄하는 시험을 시행해, 사용한 29종의 약제 중에서 30% 옥살산칼륨이 가장 효과적이었다고 해설했다. 또한 주사전자현미경 관찰에서는 상아질 면을 덮는 균질하고 중등도 밀도의 옥살산칼륨의 침전물을 볼 수 있고, 결정은 부분적으로 세관과 세관의 깔때기 모양 개구부를 전색하고 있었다. 결정은 세관과 거의 동일한 크기이고, 세관의 깊은 곳까지 침입하지는 않았다.

Hirvonen[77]은 *in vivo* 실험에서 옥살산칼륨의 도포에 의해 세관의 입구는 부분적으로 옥살산칼륨의 결정으로 전색되어 치과적 자극에 대한 지각 반응은 부분적 혹은 완전히 억제된다는 것을 발견했다. 앞에서 서술한 것과 같이 액체가 흐르는 속도는 세관 반경의 4제곱에 비례한다는 점에서도 이 사실을 이해할 수 있다.

Pashley[54]는 옥살산칼륨은 상아세관 전색이라는 특성과 상아질 내 신경의 흥분 억제라는 특성을 겸비한다고 결론짓고, 상아질지각과민증의 치료에 이것을 사용할 것을 추천했다. 한편 Ling 등[70]은 dentinal disc model에서는 옥살산칼륨이 상아세관을 봉쇄하는 효과가 없거나 있다고 해도 아주 미약하다고 보고했다. 이 결과는 이전의 연구 결과와는 현격한 차이가 있는데 이러한 점에 대해 그들은, 본 실험은 임상을 simulation해 이루어졌는데 다른 실험은 그렇지 않고 그 실험에 이용된 옥살산칼륨의 30%라는 농도는 임상 실험에서는 유지되기 어렵다고 설명했다. 따라서 옥살산칼륨 농도의 차이가 실험 결과의 차이가 되어 나타났다고 생각할 수 있다.

Kerns 등[78]은 치료 7일 후에 상아질 면에서 옥살산칼륨의 결정이 그다지 보이지 않는 점에서 옥살산칼륨의 오랜 기간의 유지에 관해 의문을 품었다. Jain[79]은 back scattered image를 이용해 옥살산칼륨이 처리된 치아의 시료를 관찰해 심부에는 세관의 전색이 없고 표면이 코팅되어 있을 뿐이라는 것을 발견했다. 이 소견은 임상 시험에서 옥살산칼륨의 전색에 의해서 일반적으로 증상이 줄어든다는 설명을 뒷받침하는 것이다.

Yamamoto[80]는 *in vivo*에서 옥살산칼륨의 침전은 상아질 면에 생기는 것만이 아니라 상아세관 안에서도 일어나고 또한 이 침전물은 이 약제를 적용하기 전의 산처리에 의해 도말층을 제거한 경우에는 1주 이상 잔존한다고 보고했다.

(6) 옥살산철

Yeh 등[81]은 옥살산철을 1분 동안 적용했을 때 상아질지각과민의 97%가 줄어드는 것을 보였는데, 이것이 *in vivo*에서는 확인되지 않았다. Ling 등[70]은 dentinal disc model을 이용해 옥살산철은 상아세관을 폐쇄하는 유일한 활성 성분이라는 것을 발견했다. Sena[82]는 옥살산철의 상아세관 폐쇄작용의 구조를 옥살산철칼슘과 인산철 결정의 석출에 의한 것이라고 제의했고, Ling 등[70]은 X선 미량분석으로 마찬가지의 결과를 얻었다. Jain 등[79]은 6% 옥살산철의 사용은 상아세관의 폐쇄에 가장 효과적이었으나, 3주 동안 구강 내를 칫솔질한 후에는 대부분 효과가 남아있지 않았다고 보고했다.

(7) 산화아연유제놀

Trowbridge 등[83]은 *in vivo*에서 연화 직후의 산화아연유제놀이 부착 후 곧바로 치수신경의 활성을 억제하는 것을 보인다는 사실에서, 유제놀은 치수 내 신경섬유의 임펄스 전도기능을 저하시키는 것을 발견했다. 또한 Hume 등[84]은 산화아연유제놀 시멘트는 상아질 내의 1mm 이상의 범위로 확산하는 유리 유제놀을 생성한다고 보고했다. 생성된 유제놀의 농도는 신경 억제를 일으키기 충분한 농도이고, 같은 농도에서 세포 독성의 발현성은 낮다고 생각된다.

2) 레진과 접착제

Dayton 등[85]은 임상연구에서 접착성 레진에 의한 상아세관의 폐쇄 및 상아질지각과민 경감 효과를 보고했다. Brännström 등[86]은 상아세관 내에 대한 레진 주입법을 이용한 상아질지각과민 치료에 대한 임상 조작을 자세히 이야기했다. 또한 2~12개월의 경과 관찰을 통해 상아질지각과민 처치에 대한 레진 주입법의 초기 임상 결과를 보이고, 이것은 임상적으로 매우 양호했다고 했다.

Nordenvall[87]은 임상 시험을 통해 레진 주입법이 치수 자극을 줄이기 위해 충분한 수의 상아세관을 막는 것은 틀림이 없지만, 기대한 정도만큼 세균 독소가 치수로 침입하는 것을 방지할 수는 없다고 보고했다. 또한 Copeland 등[88]은 본딩제를 이용해 상아질지각과민 치아의 89%에서 치료에 성공했고, 18개월 후까지 무통 상태를 유지했다고 보고했다. Jensen과 Doering[89]은 본딩제의 사용은 대부분의 상아질지각과민 증례 처치에서 6개월까지는 양호했다는 것을 보였다. 또한 Calamia 등[90]은 4-META 접착 시스템을 이용해 상아질지각과민을 100%의 성공률로 완화시켰고, 처치한 치아의 81%는 완전히 증상이 없었다고 보고했다.

Fusayama[91]는 에칭 후의 dual cure 본딩제를 이용한 상아질지각과민 치료에서 2년 동안은 100%의 성공을 보였다고 보고했고, 또한 에칭을 한 경우와 에칭을 하지 않은 경우의 dual cure 본딩제를 이용한 상아질지각과민 치료에 대해서, 에칭을 하지 않은 군에서는 3일 후에 상아질지각과민이 나타난 반면 에칭을 한 모든 치아는 3개월 동안 증상이 없었다고 보고했다.

Nakabayashi와 Pashley[92]는 치질의 결손이 없는 상아질지각과민 환자의 치료에 대해 복합레진 접착제를 사용할 수 있으면 접착제를 뭉치지 않게 얇은 막 형태로 이용할 것을 추천했다. 또한 Yoshiyama와 Matsuo[93]는 레진이 상아세관 내로 확산해 봉쇄되지 않는 경우는 접착하지 않은 레진 태그를 통해 상아질지각과민이나 세균 독소 침입의 위험성이 증가한다고 했다. 그들은 모든 접착 시스템이 상아세관을 얼마나 완전히 봉쇄해 상아질과 접착하는지를 통해 그 효과를 평가할 수 있다고 하면서, 상아질지각과민에 대해 상아세관을 봉쇄하는 경우에는 토털 에칭 시스템보다 셀프 에칭 시스템/셀프 프라이밍 시스템 사용을 추천하고 있다.

3) 이온 도입법

이온 도입법은 전류를 이용해 이온을 상아질에 보내는 방법이다.

Lefkowitz 등[94]은 2차상아질 형성은 전류 이온 도입에 의해 촉진된다는 점을 시사했다. 또한 Murthy 등[95]은 상아질지각과민을 치료할 때 불화나트륨 이온의 도입은 적용 직후에 통증을 일시적으로 줄일 뿐이라고 보고했다. 불소화합물은 이온 도입법을 이용한 상아질지각과민 처치에서 가장 많이 이용되어 왔다[96]. 불소화합물의 국소 도포와 비교하면 이온 도입법을 이용한 경우 2~6배의 불소가 상아질에 침착된다[97]. Kerns 등[98]은 상아질지각과민 치료에 이온 도입법을 이용한 경우 증상의 현저한 경감 효과는 서서히 약해지고 6개월 후에는 베이스 라인 데이터와 다르지 않았다고 보고했다. 또한 Cox[99]는 이 치료법은 시간이 걸리고 기기도 고가라는 점을 시사하고 있다.

4) 레이저 치료

Myers[100]는 레이저 치료를 통해 2년 이상에 걸쳐 상아질지각과민이 소실되거나 극적으로 감소시킬 수 있었다고 보고했다. White 등[101]은 Nd:YAG 레이저를 이용해 상아세관을 전색했다고 보고했다. Powell[102]은 상아질지각과민의 치료에는 적외다이오드나 He-Ne 레이저를 적용하는 것이 효과적이라고 보고했다. Gelskey 등[103]은 Nd:YAG 레이저 치료는 공기 자극에 대해서는 58%, 기계적 자극에 대해서는 61%의 상아질지각과민을 감소시켰다고 보고했다. Lan 등[104]은 Nd:YAG 레이저 치료는 심부 상아질을 crack 발생 없이 융합하고 세관을 봉쇄한다고 보고했다. Liu 등[105]은 Nd:YAG 레이저를 이용해 조사 상아질 표층을 중심부의 깊이 4μm, 주위 3μm에 걸쳐 봉쇄하는 것에 성공했다고 보고했다. Colten[106]은 CO_2 레이저를 상아질지각과민 치료에 이용해 60%의 성공을 거두었다고 보고했다.

(Charles F. Cox 원저, 센다 아키라(Senda Akira) 외 역·개편)

참고문헌

1) Gysi, A.: An attempt to explain the sensitiveness of dentin. *Br J Dent Sci*, **43**: 865~868, 1900.
2) Brännström, M: The hydrodynamics of the dental tubule and of the pulp fluid. *Caries Res*, **1**: 310~317, 1967.
3) Hotz, P., Shaffner, M., Suter, P. & Lussi, A.: Epidemiology of dental erosion and toothbrush abrasion. *J Dent Res*, **67**: 388, 1988.

4) Cobb, D. S., Reinhardt, J. W. & Vargas, M. A.: Effect of HEMA-containing dentin desensitizers on shear bond strength of a resin cement. *Am J Dent,* 10(2): 62~65,1997.
5) Pashley, E. L., Comer, R. W. & Simpson, M. D.: Dentin permeability: Sealing the dentin in crown preparations. *Oper Dent,* 17: 113~120, 1992.
6) Christensen, G. J.: Marginal fit of gold inlay castings. *J Prosthet Dent,* 16: 297~305, 1966.
7) Felton, D., Kanoy, E. & Wirthman, G.: Effect of in-vivo crown margin d iscrepancies on periodontal health. *J Dent Res,* 68: 1008, 1989.
8) Olgart, L., Kerezoudis, N. P.: Nerve-pulp interactions. *Arch Oral Biol,* 39: 475~545, 1994.
9) Brännström, M.: Reducing the risk of sensitivity and pulpal complications after the placement of crowns and fixed partial dentures. *Quintessence Int,* 27(10): 673~678,1996.
10) Cox, C. F.: Biocompatibility of dental materials in the absence of bacterial infection. *Oper Dent,* 12: 146~152, 1987.
11) Felton, D., Madison, S. & Kanoy, E.: Long term effect of crown placement on pulp vitality. *J Dent Res,* 68: 1009, 1989.
12) Brännström, M.: Dentin and Pulp in Restorative Dentistry. Wolfe Med Pubs, Castelnuovo, 1982, 9~19.
13) Cagidiaco, M. C., Ferrari, M., Garberoglio, R. & Davidson, C. L.: Dentin contamination protection after mechanical preparation for veneering. *Am J Dent,* 9: 57~60, 1996.
14) Land, M. F., Rosenstiel, S. F. & Sandrik, J. L.: Disturbance of the dental smear layer by acidic hemostatic agents. *J Prosthet Dent,* 72: 4~7, 1994.
15) Hanazawa, K.: A study of the minute structure of dentin, especially of the relation between the dentinal tubules and fibrils. *Dent Cosmos,* 59: 125~300, 1917.
16) Fearnhead, R. W.: The neurohistology of human dentine. *Proc R Soc Med,* 54: 877~884, 1961.
17) Raschkow, I.: Meletemata circa mammalian dntium evolutionen; dissertatio inauguralis anatomico-physiologica. Friedlander, Vratislaviae, Breslau, 1835.
18) Tomes, J.: On the presence of fibrils of soft tissue in the dentinal tubes. *Philos Trans Royal Soc London,* 146: 515~523, 1856.
19) Neumann, E.: Ein Beitrag zur Kenntnis des normalen Zahnbein-und Knochengewebes. Vogel, Leipsiz, 1863.
20) Arkovy, J.: Investigations on the development of dentine. *Trans Odont Soc,* 7: 103~129, 1876.
21) Huber, C.: The innervation of the tooth pulp. *Dent Cosmos,* 40: 797~811, 1898.
22) White, C.: On some points on the minute anatomy of the pulps of the teeth. *Trans Odont Soc,* 1: 75~93, 1870.
23) Litch, W.: American system of Dentistry Ⅰ. 1886, 832~840.
24) Hopewell-Smith, A.: Some observations on the cellular elements of the dental pulp. *Br J Dent Sci,* 36: 1104~1117, 1893.
25) Hopewell-Smith, A.: Some observations on the histology, physiology and pathology of the dental pulp. *Proc Royal Soc Med Sect Odont,* 16: 58~71, 1923.
26) Brännström, M.: Sensitivity of dentine. *Oral Surg,* 21: 517~526, 1966.
27) Brännström, M.: The hydrodynamic theory of dental pain: sensation in preparations, caries, and the dental crack syndrome. *J Endod,* 12: 453~457, 1986.
28) Fish, E. W.: The circulation of lymph in dentin and enamel. *JADA,* 14: 804~817, 1927.
29) Fish, E. W.: Dead tracts in dentine. *Proc Royal Soc Med Sect Odont,* 22: 7~16, 1928.
30) Fish, E. W.: The reaction of the dental pulp to peripheral injury of the dentine. *Proc Royal Soc,* 108: 196~208, 1931.
31) Orban, B.: Migration of leukocytes into the dentinal tubules. JADA, 27: 239~250, 1940.
32) Orban, B.: Odontoblasts in the dentinal tubuli. *J Dent Res,* 20: 553~557, 1941.
33) Kramer, I.: The response of the human pulp to self polymerizing acrylic restorations. *Br Dent J,* 93:

311~315, 1952.
34) Kramer, I.: Relationship between dentine sensitivity and movements in the contents of the dentinal tubules. *Br Dent J,* **98**: 391, 1955.
35) Anderson, D. J.: The sensitivity of the human dentin. *J Dent Res,* **37**: 669~677, 1958.
36) Berggren, G., Brännström, M.: The rate of flow in dentinal tubules due to capillary attraction. *J Dent Res,* **44**: 408~415, 1965.
37) Johnson, G., Olgart, L. & Brännström, M.: Outward fluid flow in dentin under a physiologic pressure gradient: experiment *in vitro*. *Oral Surg,* **35**: 238~248, 1973.
38) Garberoglio, R., Brännström, M.: Scanning electron microscope investigation of human dentinal tubules. *Arch Oral Biol,* **26**: 893~897, 1976.
39) Orchardson, R., Collins, W. J. N.: Clinical features of hypersensitive teeth. *Br Dent J,* **162**: 253~256, 1987.
40) Addy, M.: Clinical aspects of dentine hypersensitivity. *Proc Finn Dent Soc,* **88**: 407~412, 1992.
41) Abel, I.: Study of hypersensitive teeth and a new therapeutic aid. *Oral Surg,* **11**: 491~495, 1958.
42) Jensen, A. L.: Hypersensitivity controlled by iontophoresis. *Double blind clinical investigation,* **68**: 216~225, 1964.
43) Graf, H., Classe, R.: Morbidity, prevalence and intraoral distribution of hypersensitive teeth. *J Dent Res,* **53**: A162, 1977.
44) Flynn, J., Galloway, R. & Orchardson, R.: The incidence of hypersensitive teeth in the west of Scotland. *J Dent,* **13**: 230~236, 1985.
45) Fischer, C., Fischer, R. G. & Wennberg, A.: Prevalence and distribution of cervical dentine hypersensitivity in a population in Rio de Janeiro, Brazil. *J Dent,* **20**: 272~276, 1992
46) Scherman, A., Jacobsen, P. L.: Managing dentin hypersensitivity: what treatment to recommend to patients. *JADA,* **123**: 57~61, 1992.
47) Chabanski, M. B., Gillam, D. G.: Etiology, prevalence and clinical features of cervical dentine sensitivity. *J Oral Rehabil,* **24**: 15~19, 1997.
48) Pashley, D. H.: Smear layer: Physiological considerations. *Oper Dent,* **3**: 13~29, 1984.
49) Grossman, H.: The treatment of hypersensitive dentin. *JADA,* **22**: 592~602, 1935.
50) Lilja, J., Nordenvall, K. J. & Brännström, M.: Dentin sensitivity, odontoblasts and nerves under desicated or infected experimental cavities. *Swed Dent J,* **6**: 93~103, 1982.
51) Lukomsky, E. H.: Fluorine therapy for exposed dentine and alveolar atrophy. *J Dent Res,* **20**: 649~659, 1941.
52) Hoyt, W. H., Bibby, B. G.: Use of sodium fluoride for desensitising dentine. *JADA,* **30**: 1372~1376, 1943.
53) Ehrlich, J., Hochman, N., Gedalia, I. & Tal, M.: Residual fluoride concentrations-scanning electron microscope examination of root surfaces of human teeth after topical application of fluoride *in vivo*. *J Dent Res,* **54**: 897~900, 1975.
54) Pashley, D.: Dentin permiability, dentin sensitivity, and treatment through tubule occlusion. *J Endod,* **12**: 465~474, 1986.
55) Hodge, H. C., Gawett, E. & Thomas, E.: The adsorption of strontium at forty degrees by enamel, dentine, bone and hydoxyapatite as shown by the radioactive isotope. *J Bio Chem,* **163**: 1~6, 1946.
56) Pawlowska, J.: Strontium chloride—its importance in dentistry and prophylaxis. *Czas stomatol,* **9**: 353~361, 1956.
57) Kun, L.: Biophysical study of the modifications in dental tissue induced by the topical application of strontium. *Schweiz Monatsschr Zahn,* **86**: 611~676, 1976.
58) Orchardson, R.: Strategies for the management of hypersensitive teeth. Dentin/Pulp Complex. Quintessence Publishers, Tokyo, 1996, 85~89.

59) Saleeb, F. Z., DeBryn, P. L.: Surface properties of alkaline earth apatites. *J Electro-Anal Chem,* **37**: 49~53, 1972.

60) Green, B. L., Green, M. & McFall, J.: Calcium hydroxide and potassium nitrate as desensitising agents for hypersensitive root surfaces. *J Periodontol,* **48**: 667~672, 1977.

61) Trowbridge, H., Edwall, L. & Panopoulos, P.: Effect of zinc oxide eugenol and calcium hydroxide on interdental nerve activity. *J Endod,* **8**: 403~406, 1982.

62) Addy, M., Dowell, P.: Dentine hypersensitivity-A review. *J Clin Periodontol,* **10**: 351~363, 1983.

63) Hodosh, M.: A superior desensitizer-Potassium nitrate. *JADA,* **88**: 831~832, 1974.

64) Tarbet, W. J., Silverman, G., Stolman, J. M. & Fratarcangelo, P. A.: Clinical evaluation of a new treatment for dental hypersensitivity. *J Periodontol,* **51**: 535~540, 1980.

65) Nagata, T., Ishida, H. & Shinohara, H.: Clinical evaluation of a potassium nitrate dentifrice for treatment of dentin hypersensitivity. *J Clin Periodontol,* **21**: 217~221, 1994.

66) Salvato, A. R., Clark, J. E., Gingold, J. & Curro, F. A.: Clinical effectiveness of a dentifrice containing potassium chloride as a desensitising agent. *Am J Dent,* **5**: 303~306, 1992.

67) Silverman, G., Gingold, J. & Curro, F. A.: Desensitising effect of a potassium chloride dentifrice. *Am J Dent,* **7**: 9~12, 1994.

68) Chesters, R., Kaufman, H. W., Wolff, M. S., Huntington, E. & Kleinberg, I.: Use of multible sensitivity measurements and logit statistical analysis to assist the effectiveness of a potassium-citrate containing dentifrice in reducing dental hypersensitivity. *J Clin Periodontol,* **19**: 256~261, 1992.

69) Greenhill, J., Pashley, D.: The effects of desensitizing agents on the hydraulic conductance of human dentin *in vitro*. *J Dent Res,* **60**: 686~698, 1981.

70) Ling, T. Y., Gillam, D. G., Barber, P. M., Mordan, N. J. & Critchell, J.: An investigation of potential desensitizing agents in the dentine disc model: a SEM study. *J Oral Rehabil,* **24**: 191~203, 1997.

71) Addy, M., Mostafa, P.: Dentin hypersensitivity. II Effects produced by the uptake *in vitro* of toothpaste into dentin. *J Oral Rehabil,* **16**: 35~48, 1989.

72) Absi, E. G., Addy, M. & Adams, D.: Dentine hypersensitivity: uptake of toothpaste into dentine and effects of brushing, washing and dietary acids-SEM *in vitro* study. *J Oral Rehabil,* **22**: 175, 1995.

73) Stead, W. J., Warren, P. B., Orchardson, R. & Roberts, A. J.: A mathematical model for potassium diffusion in dentinal tubules. *Arch Oral Biol,* **39**: 145, 1994.

74) McCormack, K., Davies, R.: Review article the enigma of potassium ion in the management of dentin hypersensitivity: is nitric oxide the elusive second messenger. *Pain,* **68**: 5~11, 1996.

75) Stead, W. J., Orchardson, R. & Warren, P. B.: A mathematical model of potassium ion diffusion in dentinal tubules. *Arch Oral Biol,* **41**: 679~687, 1996.

76) Peacock, J. M., Orchardson, R.: Action potential conduction block of nerves *in vitro* by potassium citrate, potassium tartrate and potassium oxalate. *J Clin Periodontol,* **26**: 33~37, 1999.

77) Hirvonen, T., Narhi, M. & Hakumaki, M.: The exitability of dog pulp nerves in relation to the condition of dentine surface. *J Endod,* **10**: 294~298, 1984.

78) Kerns, D. G., Scheidt, M. J., Pashley, D. H., Horner, J. A., Strong, S. L. & Van Dyke, T. E.: Dentinal tubule occlusion and root hypersensitivity. *J Periodontol,* **62**: 421, 1991.

79) Jain, P., Vargas, M., Denehy, G. & Boyer, D.: Dentin desensitizing agents: SEM and X-ray microanalysis assessment. *Am J Dent,* **10**: 21~26, 1997.

80) Yamamoto, Y., Narhi, M., Ikola, S. & Hippi, P.: Precipitation of oxalates in dog dentinal tubules *in vivo*. Dentin/Pulp Complex. Quintessence Publishers, Tokyo, 1996, 278~279.

81) Yeh, K., Dangler, L., Sena, F., Zientek, L., Denooyer, M. & Weddle, L.: Use of ferric oxalate to reduce dental hypersensitivity. *J Dent Res,* **69**: 168, 1990.

82) Sena, F. J.: Dentinal permeability in assessing therapeutic agents. Dent Clin North Am, 34: 475, 1990.

83) Trowbridge, H., Scott, D. & Singer, J.: Effects of eugenol on nerve excitability. *J Dent Res,* **57**: 115, 1977.
84) Hume, W. R.: An analysis of the release and the diffusion through dentin of eugenol from zinc oxide-eugenol mixtures. *J Dent Res,* **63**: 881~884, 1984.
85) Dayton, R., Marco, T. & Swedlow, D.: Treatment of hypersensitive root surfaces with dental adhesive materials. *J Periodontol,* **45**: 873~878, 1974.
86) Brännström, M., Johnson, G. & Nordenvall, K.: Transmission and control of dentinal pain: resin impregnation for the desensitization of dentin. *J Am Dent Assoc,* **99**: 612~618, 1979.
87) Nordenvall, K., Malmgren, B. & Brännström, M.: Desensitization of dentin by resin impregnation a clinical and LM investigation. *J Dent Child,* **7**: 274~276, 1984.
88) Copeland, J.: Simplified remedy for tooth sensitivity. *Northwestern Dent J,* **64**: 13, 1985.
89) Jensen, M., Doering, A. A.: Comparative study of two clinical techniques for the treatment of root surface sensitivity. *Gen Dent,* **35**: 128, 1987.
90) Calamia, J., Cooper, H. & Styner, D.: Effect of Amalgam Bond(4META) on cervical sensitivity. *J Dent Res,* **7**(specialissue) 32, 1992.
91) Fusayama, T.: A simple pain free adhesive restorative system by minimal reduction and total etching. Ishiyaku Euro America, Tokyo, 1993, 128.
92) Nakabayashi, N., Pashley, D.: Hybridization of dental hard tissues. Quintessence Publishers, Tokyo, 1998, 100~102.
93) Yoshiyama, M., Matsuo, T.: Adhesion to wedge-shaped defects and treatment of dentin hypersensitivity. Modern Trends in Adh Dent: Proc Adh Dent Forum 98. In Sapporo Japan. Feb 21, 1998.
94) Lefkowitz, W., Burdick, H. C. & Moore, D. L.: Desensitization of dentin by bioeletric induction of secondary dentin. *J Prosthet Dent,* **13**: 940~949, 1963.
95) Murthy, K. S., Talim, S. T. & Singh, I.: A comparative evaluation of topical application and iontophoresis of sodium fluoride for desensitisation of hypersensitive dentin. *Oral Surg,* **36**: 448~458, 1973.
96) Garret, J. S.: Root planing: A perspective. *J Periodontol,* **48**: 155~163, 1977.
97) McBride, M., Gilpatric, R. & Fowler, W.: The effectiveness of sodium fluoride iontophoresis in patients with sensitive teeth. *Quintessence Int,* **22**: 637~640, 1991.
98) Kerns, D., McQuade, M. & Scheidt, M.: Effectivness of sodium fluoride on tooth hypersensitivity with and without iontophoresis. *J Periodontol,* **60**: 386~389, 1989.
99) Cox, C. F.: Etiology and treatment of root hypersensitivity. *Am J Dent,* **7**: 266~269, 1994.
100) Myers, T.: Laser in dentistry. *JADA,* **122**: 47~50, 1991.
101) White, J., Goodis, H. & Rose, C.: Effect of Nd: YAG laser treatment on hydraulic conductance of dentin. *J Dent Res,* **69**: 169, 1990.
102) Powell, G.: Laser in the limelight: What will the future bring ? *JADA,* **123**: 71~74, 1992.
103) Gelskey, S. C., White, J. M. & Pruthi, V. K.: The effectiveness of the Nd: YAG laser in the treatment of dental hypersensitivity. *J Can Dent Assoc,* **59**: 377~386, 1993.
104) Lan, W. H. & Liu, H. C.: Treatment of dentin hypersensitivity by Nd: YAG laser. *J Clin Laser Med Surg,* **14**(2): 89~92, 1996.
105) Liu, H. C., Lin, C. P. & Lan, W. H.: Sealing depth of Nd: YAG laser on human dentinal tubules. *J Endod,* **23**: 691~693, 1997.
106) Colten, S.: Sensitivity and laser treatment. *JADA,* **129**: 1200~1204, 1998.

제 6 장 팀 의료로서의 지각과민 억제 치료— 생활습관병으로 파악하자

상아질지각과민증은 현대의 생활습관과 매우 밀접한 관계가 있다. 다시 말해서 요즈음 건강음료 붐 등으로 인한 산성 음식물의 빈번한 섭취, 또는 교합에 커다란 영향을 미치는 스트레스 등이 상아질지각과민증의 발생과 재발, 악화 등에 크게 관여한다. 그렇기 때문에 단지 지각과민 억제제를 바르는 대증요법으로는 완치되지 않고 재발하는 증례도 많이 볼 수 있다.

따라서 증상의 원인 제거와 재발 방지를 위해서는 환자의 생활습관 개선까지 고려한 전문가관리 및 자가관리가 필요하고, 팀 의료로서 접근해야 한다. 이 장에서는 지각과민 억제제의 효과를 최대한으로 이끌어 내기 위해 염두에 두어야 할 것에 대해 진료실에서 확인하면서 참조할 수 있도록 정리했다.

1 환자 교육

구강 내를 산성 상태로 만들지 않는다

❶ 음식을 먹거나 음료를 마셨으면 곧바로 칫솔질을 잘 한다

- ▶ 여운은 즐기지 않는다

❷ 가능하면 식후 3분 이내에 이를 닦는다

- ▶ 식후 3분 정도면 임계 pH(5.5) 이하가 된다
- ▶ 단, 연마제가 들어간 치약은 사용하지 않는다

  Pro Enamel(연마제 없는 것), Systema Sensitive Soft, Merssage Hyscare 등으로 닦는다

타액의 산 완충능력 검사로 Motivation Up

- ▶ 안정 타액, 자극 타액을 모두 검사한다
- ▶ 안정 타액의 산 완충능력이 강할 때는 구강 내 환경의 개선만으로 치유되는 경우가 많다

2 환자가 매일 해야 할 것

구강 내를 산성 상태로 만들지 않는다

❶ 식후 곧바로 칫솔질을 한다

❷ Bass법으로(치경부 부근을) 칫솔질, 설태 제거

- ▶ 옥살산칼륨(+불화나트륨, 유산알루미늄) 함유 치약으로 이닦기

  Shumitect TRUE white(연마제 무 배합), Systema Sensitive Soft, Systema gingiva plus S, Check-Up rootcare, Merssage Hyscare(치과의원 전용)

질산칼륨 함유 치약을 환부에 문질러 바르기, 누계 15~20분

- ▶ 다수 치아에 걸치는 경우는 맞춤 트레이를 제작한다, 'Ultra EZ(트레이 형태)'

3 먼저 할 치료

원인 제거

× '지각과민이 있으니까 억제제를 사용하고, 효과가 없으면 다음 억제제를 사용한다'

→ '냄새가 나니까 뚜껑을 덮는다', '아픈 곳에는 일단 바른다'는 발상은 NG

원인에는…

▶ 치태 정체, 산성 음식물의 습관성 섭취, 부정교합, 미백, 수복 등

PMTC, 1~2회/주(시작할 때)

▶ 치은연하 관리, 설태 제거, CHX 도포(Con cool 등) → PCR 수치는 0을 목표로

시린 경우는……

'따뜻하게 적신' cotton pallet으로 가볍게 닦으면서 치태, 타액, 삼출액 제거

▶ PMTC를 이용한 구강 내 자극으로 '타액 분비량을 늘린다'

☞ 전문가관리로 관리하고, 환자에게 맡겨두지 않는다

4 억제제를 사용하기 전에 '반드시' 해야 할 것

지각과민 부위의 청정화

▶ 치태 제거

수분 조절

▶ 타액, 치은구에서 나오는 삼출액의 조절

→ 단백 성분이 효과를 격감!

'따뜻하게 적신' cotton pallet으로 통증이 생기지 않는 정도로 문지르면서 치태, 타액, 삼출액 제거 후 '마른' cotton pallet으로 닦는다

무리해서 공기 건조를 할 필요는 없다

5 먼저 억제제를 발라보자 — 통증을 악화시키지 않는 것이 필수

스스로 결정물을 만드는 억제제를 문질러 바른다

▶ Teethmate Desensitizer, AP paste가 적당. 일단 문질러 바른다!

Nano Seal(인산 계열), Super Seal, MS Coat(옥살산 계열)는 Second Choice(인산 계열, 옥살산 계열은 지각과민 부위의 상아질이나 도말층의 칼슘을 탈회해 결정물을 만든다)

결단을 내리지 못하겠으면 고도 불소화합물 서방성 글래스아이오노머 시멘트

▶ Fuji Ⅶ을 바른다

→ 증상이 심할 때(치수염 증상), 증상이 줄어들지 않을 때, 차단 효과를 바랄 때는 Fuji Ⅶ을 두껍게 도포하고 방치

☞ 위생사교육을 철저히 해 관리를 맡긴다

후지타니 모리오키(Fujitani Morioki)

이 책 수록 제품의 문의처 목록

제품명	주요 작용	수록 쪽	문의처
Shumitect series	감각둔화	30	GlaxoSmithKline Consumer Healthcare Japan 주식회사
Systema Gingiva Plus S	감각둔화	32	라이온 주식회사
Ultra EZ	감각둔화 피복	34	Ultradent Japan 주식회사
Systema Sensitive Softpaste	감각둔화 피복	36	라이온 치과재료 주식회사
G·U·M Pro's Dentalgel Sensitive	감각둔화 피복	38	Sunstar 주식회사
Merssage Hyscare	감각둔화 피복	40	주식회사 Shofu
Check-Up rootcare	감각둔화 피복	42	라이온 치과재료 주식회사
Gluma Desensitizer	조직액 응고	44	Kulzer Japan 주식회사
Desensy	조직액 응고	46	일본치과약품 주식회사
Saforide 용액 치과용 38%	피복	48	주식회사 BEE BRAND MEDICO DENTAL
F Varnish 치과용 5%	피복	50	주식회사 BEE BRAND MEDICO DENTAL
Super Seal 5초	피복	52	주식회사 모리무라
Teethmate Desensitizer	피복	54	Kuraray Noritake Dental 주식회사
Teethmate AP Paste	피복	56	Kuraray Noritake Dental 주식회사
Nano Seal	피복	58	일본치과약품 주식회사
PRG Barrier Coat	피복	60	주식회사 Shofu
G-Guard	피복	62	주식회사 GC
Hybrid Coat II	피복	64	Sun Medical 주식회사
Tokuyama Shield Force Plus	피복	66	주식회사 Tokuyama dental
Scotchbond Universal Adhesive	피복	68	3M ESPE 주식회사
G-Premio Bond	피복	70	주식회사 GC
Clearfil Universal Bond Quick	피복	72	Kuraray Noritake Dental 주식회사
Fuji fil LC flow	피복	74	주식회사 GC
Clinpro XT Varnish	피복	76	3M ESPE 주식회사
Fuji VII	피복	78	주식회사 GC
MS Coat ONE	피복	80	Sun Medical 주식회사
MS Coat F	피복	82	Sun Medical 주식회사
MS Coat Hys Block Gel	피복	84	Sun Medical 주식회사

찾아보기

국문